Gonzalo Segrelles Calvo

Telemonitorización domiciliaria en pacientes con EPOC grave

Gonzalo Segrelles Calvo

Telemonitorización domiciliaria en pacientes con EPOC grave

Telemedicina en la EPOC: programa PROMETE

PUBLICIA

Impressum / Aviso legal
Bibliografische Information der Deutschen Nationalbibliothek: Die Deutsche Nationalbibliothek verzeichnet diese Publikation in der Deutschen Nationalbibliografie; detaillierte bibliografische Daten sind im Internet über http://dnb.d-nb.de abrufbar.

Información bibliográfica de la Deutsche Nationalbibliothek: La Deutsche Nationalbibliothek clasifica esta publicación en la Deutsche Nationalbibliografie; los datos bibliográficos detallados están disponibles en internet en http://dnb.d-nb.de.

Coverbild / Imagen de portada: www.ingimage.com

Verlag / Editorial:
PUBLICIA
ist ein Imprint der / es una marca de
OmniScriptum GmbH & Co. KG
Bahnhofstraße 28, 66111 Saarbrücken, Deutschland / Alemania
Email / Correo Electrónico: info@editorial-publicia.com

Herstellung: siehe letzte Seite /
Publicado en: consulte la última página
ISBN: 978-3-8416-8084-6

Zugl. / Aprobado por: Madrid, Universidad Autónoma de Madrid, Tesis, 2013

A mis abuelos, Vicente y Mercedes, por su incansable dedicación y su apoyo en todos mis proyectos.
A mi madre por su ejemplo de valentía.
A mis tíos Pepetón y Marianela, por toda la ilusión con la que vivieron este proceso que hoy no podemos celebrar juntos.
A Ana, mi presente y mi futuro.

AGRADECIMIENTOS

A todos los pacientes y los familiares que han participado en este proyecto, por su generosidad en dejarme compartir con ellos, durante estos dos años, su enfermedad y enseñarme la "EPOC que no existe en las guías".

A Enrique por una interminable lista de razones, por ser mi "maestro" y sobre todo por su amistad.

Al Dr. Ancochea, por dirigir esta tesis y confiar durante estos dos años en mí. A Cristina por contagiarme su entusiasmo por este proyecto, por su paciencia y su confianza en mí.

Al servicio de Neumología del Hospital de La Princesa, por compartir estos años, por los buenos momentos, por la paciencia y por el entusiasmo en convertirme en mejor médico.

A mis amigos, a los "martes locos", a los desayunos en "el sitio", ... a toda una vida juntos.

A mi familia, porque su generosidad, su sacrificio y su cariño son los responsables de mis logros. A mi tía Mercedes por ser mi inspiración de perseverancia, a mi tía Muchi por su cariño constante. A mi hermana, a Shiruca y a Jose.

A Ana por animarme y ser mi bastón cuando lo necesito.

A "Mateito".

ÍNDICE

Glosario de términos

AEPOC: Agudización de enfermedad pulmonar obstructiva crónica.

AC: Asistencia convencional.

AAT: Alfa-1 antitripsina.

AR: Alerta roja.

ATA: Sociedad americana de telemedicina.

ATS: Sociedad americana de Neumología.

AVAC: Años de vida ajustados por calidad de vida.

AVAD: Años de vida ajustados por discapacidad.

BD: Broncodilatadores.

BQ: Bronquiectasias.

CAT: COPD assessment test.

CEIC: Comité de Ética de investigación clínica del Hospital Universitario La Princesa.

CCM: Chronic Care Model.

Cols: Colaboradores.

CPI: Cuidador principal informal.

CT/CAU: Centralita de triaje.

CS: Centro de Salud.

CVRS: Calidad de vida relacionada con la salud.

D: días.

DM: Diabetes mellitus tipo 2.

DL: Dislipemia.

DT: Desviación típica.

ECLIPSE: Evaluation of COPD Longitudinally to Identify Predictive Surrogate Endpoints

EDAD: Encuesta de Discapacidad, Autonomía personal y Situaciones de Dependencia.

EPOC: Enfermedad pulmonar obstructiva crónica.

ENF: Enfermera.

ERS: Sociedad europea de Neumología.

ESMI: Exacerbaciones de EPOC en los Servicios de Medicina Interna.

FC: Frecuencia cardiaca.

FEV1: Volumen espiratorio forzado en el primer segundo.

FMEA: Fenotipo mixto EPOC-asma.

FP: Falsos positivos.

FVC: Capacidad vital forzada.

GI: Gastrointestinal.

GOLD: Global initiative for Chronic Obstructive Lung Disease.

HAD: Hospital Anxiety and Depression Scale.

HADO: Hospitalización a domicilio.

HZ: Hazard ratio.

HTA: Hipertensión arterial.

HTP: Hipertensión arterial pulmonar.

HULP: Hospital Universitario La Princesa.

ID: Identificación del paciente.

IC: Intervalo de confianza.

ICC: Insuficiencia cardiaca congestiva.

IL-6: Interleuquina-6.

INE: Instituto Nacional de Estadística.

IMC: Índice de masa corporal.

ITE: Instituto de Tecnología Europeo.

IOT: Intubación orotraqueal.

IPA: Índice paquete-año.

L: Proyección radiológica lateral.

LII: Lóbulo inferior izquierdo.

MAP: Médico de Atención Primaria.

MEG: Malestar general del paciente.

MRC: Medical Research Council.

NAC: Neumonía adquirida en la comunidad.

NASA: National Aeronautics and Space Administration.

NML: Neumólogo.

OCD: Oxígeno crónico domiciliario.

OBS: Días en observación.

ONTSI: Observatorio Nacional de las Telecomunicaciones y de la Sociedad de la Información.

OMS: Organización Mundial de la Salud.

PA: Proyección radiológica postero-anterior.

PAPER: Programa alta precoz del enfermo respiratorio.

PBD: Prueba broncodilatadora.

PDN: Prednisona.

PIB: Producto interior bruto.

PROMETE: PROyecto Madrileño de EPOC TElemonitorizado.

PCR: Proteína C reactiva.

PSQ: Enfermedad psiquiátrica.

SAHS: Síndrome de apnea-hipopnea del sueño.

SEMI: Sociedad Española de Medicina Interna.

SEMFyC: Sociedad Española de Medicina de Familia y Comunitaria.

SEPAR: Sociedad Española de Neumología.

SNS: Sistema Nacional de Salud.

TA: Tensión arterial.

TAS: Tensión arterial sistólica.

TRAB. SOCIAL: Trabajadora social.

TC6M: Test de la caminata de 6 minutos.

TLM: Telemedicina.

TLMD: Telemedicina domiciliaria.

TICs: Tecnologías de la Información y Comunicación.

UCI: Unidad de Cuidados Intensivos.

UE: Unión Europea.

UMR: Unidad de Monitorización Respiratoria.

URG: Visitas al Servicio de Urgencias.

VMNI: Ventilación mecánica no invasora.

VT: Visitas técnicas.

Definiciones

Anciano: la Sociedad Española de Geriatría lo define como el grupo de personas mayores de 65 años. Dentro de este grupo diferencia tres perfiles:

- **Anciano sano:** se trata de una persona de edad avanzada con ausencia de enfermedad objetivable. Su capacidad funcional está bien conservada y es independiente para actividades básicas e instrumentales de la vida diaria y no presenta problemática mental o social derivada de su estado de salud.
- **Anciano enfermo:** es aquel anciano sano con una enfermedad aguda. Se comportaría de forma parecida a un paciente enfermo adulto. Suelen ser personas que acuden a consulta o ingresan en los hospitales por un proceso único, no suelen presentar otras enfermedades importantes ni problemas mentales ni sociales.
- **Anciano frágil:** se define con este término a aquel anciano que tiene una disminución de las "reservas fisiológicas" y una mayor riesgo de encontrarse en una situación de mayor vulnerabilidad de presentar episodio adversos de salud (hospitalizaciones, institucionalización y/o muerte) y pérdida de función o encontrarse en situación de dependencia.

Comorbilidad: asociación de cualquier patología a una entidad nosológica principal, tanto aguda como crónica, que modula el diagnóstico y tratamiento.

Enfermedad crónica: según la Organización Mundial de la Salud, una enfermedad se considera crónica cuando tiene una duración mayor de 6 meses.

e-salud: infraestructuras y aplicaciones sanitarias utilizando tecnologías de redes digitales de comunicación de datos multimedia, fundamentalmente internet. Se podría resumir con el término "Internet en sanidad".

Hospitalización a domicilio: conjunto de actividades asistenciales, sanitarias y sociales desarrolladas para atender al paciente en su domicilio.

Pluripatología: coexistencia de dos o más enfermedades crónicas que conllevan la aparición de agudizaciones y patologías interrelacionadas que condicionan una especialidad fragilidad clínica al paciente y condicionan un deterioro progresivo, y una disminución gradual de su autonomía y capacidad funcional, generando una demanda frecuente de atención en diferentes ámbitos asistenciales; que en la mayoría de las ocasiones será imposible programar.

Tecnologías de la Información y las Comunicaciones aplicadas a la Salud: incluye todos los ámbitos de uso de sistemas electrónicos, informáticos y de comunicaciones en todo el espectro de aplicaciones.

Telemática sanitaria: Aplicación de las tecnologías telemáticas en el ámbito de la salud. Dentro de este término se incluiría la telemedicina.

Telemedicina: suministro de servicios de atención sanitaria, en los que la distancia constituye un factor crítico, por profesionales que utilizan las TICs con la intención de intercambiar datos para hacer diagnósticos, realizar tratamientos precoces y en actividades de investigación, con el fin de mejorar la salud de las personas y de las comunidades.

RESUMEN

Los avances científicos y tecnológicos junto con la mejora de las condiciones de vida, sociales y medioambientales han aumentado nuestra esperanza de vida. Se estima que en el año 2050 el número de personas mayores de 60 años se sitúe en torno a los dos billones. Esta situación será más acusada en España, donde la velocidad de envejecimiento de la población es mayor con respecto a otros países de su entorno. A finales del año 2005 el 60% del total de las muertes totales estuvieron relacionadas con enfermedades crónicas.

Dentro de esta visión general de la cronicidad, uno de los mejores ejemplos es la enfermedad pulmonar obstructiva crónica (EPOC). La OMS pronostica que en el 2050 será la 3ª causa de muerte. Los pacientes con una EPOC grave tienen una importante limitación para realizar las actividades de la vida diaria y mayor riesgo de tener más agudizaciones de la enfermedad. Estas implican una modificación del estado basal del paciente con un impacto en la función pulmonar, calidad de vida y en el pronóstico de la enfermedad.

Se han elaborado diversas estrategias destinadas a evitar el ingreso hospitalario durante una agudización, con buenos resultados. Aunque estos programas se activas cuando el paciente ha acudido a Urgencias y no actúan precozmente detectando la agudización y evitando el ingreso.

La hipótesis de nuestro estudio fue que un programa basado en la telemonitorización diaria de parámetros fisiológicos (TA, FC, $SatO_2$ y pico-flujo) de pacientes EPOC grave (PROMETE), nos permitiría detectar de formar precoz las agudizaciones e iniciar el tratamiento en las fases tempranas de la misma evitando los ingresos hospitalarios por este motivo

Palabras clave: telemedicina, EPOC, anciano, agudización de EPOC, cronicidad.

Capítulo 1- ANTECEDENTES

1. Justificación

Los avances científicos y tecnológicos, junto con la mejora de las condiciones de vida, sociales y medioambientales, han aumentado nuestra esperanza de vida. Nos encontramos en una situación donde el porcentaje de pacientes de edad avanzada aumenta y seguirá aumentando, estimándose que en el año 2050 el número de personas mayores de 60 años, a nivel mundial, se situará en torno a los dos billones[1].

Con el envejecimiento de la población aumentará la incidencia y la prevalencia de las enfermedades crónicas. A finales del año 2005 el **60%** del total de las muertes producidas estuvieron relacionadas con enfermedades crónicas[2].

Los pacientes crónicos suponen un importante **gasto económico** (en Estados Unidos los pacientes crónicos representaron el **78%** del gasto sanitario global[3]) y un incremento de la situación de **dependencia** (según la encuesta de Discapacidad, Autonomía personal y Situaciones de Dependencia (EDAD-2008)[4] el **30,3%** de las personas mayores de 65 años tiene algún grado de discapacidad).

Esta situación implica un cambio no sólo en el "modelo" del paciente (anciano, polimedicado, dependiente), sino también un cambio en el "modelo" de asistencia. Entre los diferentes modelos de gestión de enfermos crónicos el más usado es el de la pirámide de Kaiser-permanente [5] que se basa en la **"gestión del caso",** e identifica a los pacientes de mayor riesgo.

Dentro de estos pacientes de mayor riesgo se encontrarían los pacientes con enfermedad pulmonar obstructiva crónica (EPOC) con obstrucción grave al flujo aéreo y múltiples comorbilidades, clasificación D, según la reciente revisión de la GOLD (*Global Inititative for Chronic Obstructive Lung Disease*) [6].

La EPOC presenta una prevalencia en España del 10,2% de la población mayor de 40 años. Este porcentaje aumenta con la edad. Así en el grupo etario entre 70-80 años, la prevalencia se sitúa en torno al 25% y el porcentaje de pacientes con obstrucción grave al flujo aéreo es elevado [7].

Los pacientes con mayor obstrucción al flujo aéreo (% del teórico del volumen espiratorio en el primer segundo, FEV_1, <50%) representan un 5-10% del total de los casos de EPOC, pero son enfermos con una alta complejidad, edad avanzada, múltiples comorbilidades y grandes consumidores de recursos sanitarios. Un estudio que analiza el gasto por gravedad de los diferentes estadios de la EPOC concluyó que el grado IV representa un gasto de 3.000 millones de euros/año y que este gasto se deriva fundamentalmente del tratamiento de las agudizaciones, siendo el capítulo más importante el derivado del ingreso hospitalario. Datos del estudio IBERPOC (estudio multicéntrico realizado en 7 áreas geográficas españolas, para medir la prevalencia y la variación de la distribución geográfica de la EPOC entre octubre de 1996 y abril de 1997), donde se incluyeron a individuos entre 40 y 69 años seleccionados aleatoriamente a partir del censo poblacional[8], se estableció que los costes sanitarios derivados de la EPOC suponen 238,82 millones de euros al año, de los cuales el 35% se debe a consultas de EPOC y el 7% a los ingresos hospitalarios.

Los pacientes con múltiples agudizaciones tienen, además, peor pronóstico de su enfermedad y calidad de vida [9-11].

En resumen, los pacientes con EPOC grado IV son pacientes altamente complejos, consumidores de recursos sanitarios que requieren estrategias integradas y coordinadas desde Neumología para su atención. Estas estrategias están especialmente diseñadas para evitar el ingreso hospitalario. En este sentido, las TICs podrían tener su papel, ya que nos permitirían disponer datos remotos diarios del paciente en situación basal y actuar ante alteraciones de los mismos.

Se han realizado diversos estudios sobre EPOC y telemonitorización en los que se demuestra la reducción de ingresos hospitalarios, la mejoría de la calidad de vida y la reducción de costes sanitarios. Actualmente no existen datos en pacientes con EPOC con obstrucción grave, oxígeno en domicilio, múltiples comorbilidades y limitaciones de la vida diaria, por este motivo nos pareció interesante plantear el presente estudio.

2. Envejecimiento y cronicidad

Los avances científicos y tecnológicos junto con la mejora de las condiciones de vida, sociales y medioambientales han aumentado nuestra esperanza de vida, estimándose que en el año 2050 el número de personas mayores de 60 años se situará en torno a los dos billones de personas[1]. En Europa la proporción de personas mayores de 65 años aumentará desde el 15% hasta el 23,5% en el 2030, dentro de este grupo las personas mayores de 80 años se situarán alrededor del 6,4% [12]. Esta situación será más acusada en países como España, donde la velocidad de envejecimiento de la población es mayor con respecto a otros países de su entorno, estimándose que la proporción de personas mayores de 65 años será cercano al 35% [13].

La relación entre: **edad avanzada, enfermedades crónicas y utilización de recursos sanitarios** está claramente establecida. Según la Encuesta Nacional de Salud Española de 2006 [14], las personas entre 65-74 años tenían una media de 2,8 problemas de salud, que aumentó a 3,23 en los mayores de 75 años. Hasta el 40% de los pacientes pluripatológicos que acuden a una consulta de Atención Primaria tienen tres o más enfermedades crónicas, el 94% está polimedicado y el 35% tiene un índice de Barthel menor de 60 [15].

Los pacientes con enfermedades crónicas hacen una mayor utilización de los servicios sanitarios. Las enfermedades crónicas son causa del 80% de las consultas de Atención Primaria. De igual forma, el 11,7% de la población anciana mayor de 75 años requirió asistencia en domicilio proporcionado por una enfermera. Esta utilización de servicios sanitarios fue mayor entre las mujeres por grupo de edad [16].

El mayor porcentaje de consumidores de medicamentos, según el Instituto Nacional de Estadística (INE) del año 2006, se encuentra en los pacientes mayores de 75 años, llegando al 93,4% del total.

Tabla 1. Porcentaje de consumidores de medicamentos, últimos 12 meses

Grupos de edad	Total	Varones	Mujeres
Total (años)	61,8%	54,5%	68,8%
0-4	47,9 %	48,8%	47,0%
5-15	35,5%	33,5%	37,7%
16-24	47,6%	39,1%	56,4%
25-34	53,4%	44,4%	63,0%
35-44	56,8%	49,0%	65,0%
45-54	65,3%	56,8%	73,7%
55-64	80,1%	74,3%	85,5%
65-74	88,9%	85,0%	91,8%
>75	93,4%	90,8%	95,3%

Disponible en: http://www.ine.es, último acceso en diciembre de 2012

Los pacientes de mayor edad tienen una peor percepción de su estado de salud, considerando el 16,5% que es mala y el 5,3% muy mala entre el grupo de mayores de 75 años.

Tabla 2. Valoración percibida del estado de salud por grupos de edad.

Grupos de edad	Total (%)	Muy bueno (%)	Bueno (%)	Regular (%)	Malo (%)	Muy malo (%)
Total (años)	100	21,39	48,6	22,46	5,52	68,8%
0-4	100	39,73	46,14	11,68	1,57	47,0%
5-15	100	40	50,02	8,98	0,72	37,7%
16-24	100	33,65	53,64	11,35	0,96	56,4%
25-34	100	26,25	54,81	15,51	2,42	63,0%
35-44	100	20,54	55,04	19,13	3,47	65,0%
45-54	100	12,68	52,27	26,43	6,25	73,7%
55-64	100	9,68	42,26	33,84	10,93	85,5%
65-74	100	6,98	37,48	39,63	11,6	91,8%
>75	100	5,62	28,73	43,71	16,56	95,3%

Disponible en: http://www.ine.es, último acceso en diciembre de 2012

Respecto a las cifras de la hospitalización en la red de Hospitales del Sistema Nacional de Salud (SNS), el 42% correspondieron a personas mayores de 65 años. Los diagnósticos principales al alta fueron: enfermedades del aparato respiratorio (12,1%), enfermedades cardiovasculares (11,6%), enfermedades del aparato digestivo (10,9%) y del sistema musculoesquelético y tejido conectivo (10,6%).

La frecuencia media de ingresos por agudización de procesos crónicos es superior a la media Europea en el caso de la insuficiencia cardiaca (ICC) y está por debajo de esta en la EPOC, asma y complicaciones agudas de la diabetes mellitus tipo 2 (DM-2) [17].

La estancia media de las personas mayores de 65 años fue de 9,09 días según datos del año 2010, superando en dos días la media obtenida para el conjunto de altas del SNS. De forma llamativa, según datos publicados en la Estrategia para el abordaje de la cronicidad en el SNS, los pacientes ancianos no utilizan los Servicios de Urgencias más que los pacientes más jóvenes, aunque se les realizan más pruebas no urgentes, en especial aquellas más sencillas como analíticas de control [16].

Se estima que las enfermedades crónicas serán la principal causa de discapacidad en 2020 y que hacia 2030 se doblará la incidencia actual en mayores de 65 años [16].

A nivel mundial, las enfermedades crónicas fueron responsables del 70% de las muertes y del 46% del gasto sanitario global [18].

Los principales motivos que justifican esta progresión son:

- **Avances médicos**: han posibilitado aumentar la esperanza de vida[19].
- Hábitos de vida saludables **(determinantes de salud).** Las enfermedades crónicas están relacionadas con estos determinantes de salud, que son modificables mediante medidas de promoción de la salud y actividades preventivas. Algunos de estos determinantes de salud son: el consumo de tabaco, el consumo nocivo de alcohol, una dieta inadecuada y la inactividad física.
- **Envejecimiento de la población.** Según datos del INE, existían 8.092.853 personas mayores de 65 años en el año 2010, de estas el 5,1% de la población española tenía más de 80 años. Esta tendencia se duplicará en 40 años, llegando a representar el 31,9% de la población total en España en el año 2050 [20]. El envejecimiento no es por sí mismo un estado patológico pero representa una situación de mayor vulnerabilidad del individuo a los entornos desfavorables.

Entre las causas más importantes de mortalidad proyectadas para el año 2020, las enfermedades crónicas ocupan los tres primeros puestos (por orden): cardiopatía isquémica, enfermedad cerebrovascular y la EPOC, seguida de las infecciones respiratorias [21]. Representando también un alto coste económico para la sociedad y los individuos, especialmente en los países más desarrollados.

Figura 1. Prevalencia de enfermedades crónicas según grupo etario.

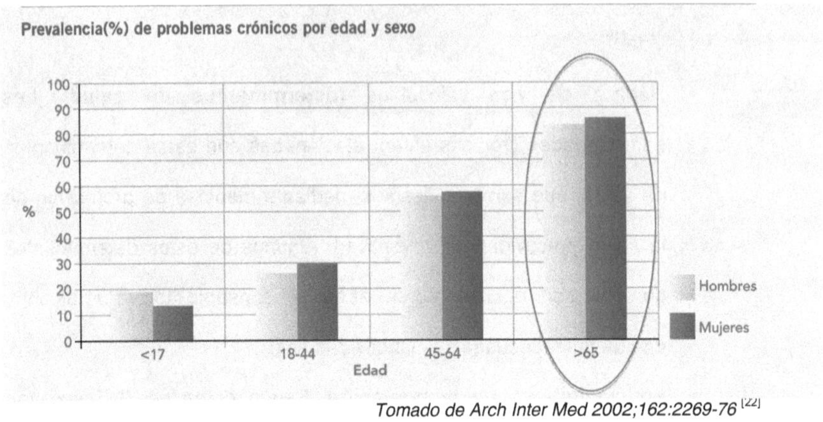

Tomado de Arch Inter Med 2002;162:2269-76 [22]

Las enfermedades crónicas tienen un impacto no sólo en la persona que las padece, sino también en su familia, especialmente en el **cuidador principal**, los amigos, la comunidad y la sociedad en conjunto, por lo que se deben establecer estrategias globales para dar respuesta al "**reto de la cronicidad**".

i. Estrategias en cronicidad

La asistencia actual al paciente crónico tiene una serie de deficiencias que podemos resumir en: [23]

- El modelo de provisión de cuidados es inadecuado.
- La provisión de la asistencia está muy fragmentada.
- Restricción de la acción de los pacientes.
- Dificultades en llevar a la práctica la medicina basada en la evidencia.
- Dificultades para el uso de las tecnologías de la información.

Por otro lado, para realizar una correcta asistencia son necesarios el cambio en una serie de elementos [23]:

- **Reorganización de los cuidados**: Basada en la generación de estrategias dirigidas a fomentar la autogestión por parte del paciente de su enfermedad, creando equipos multidisciplinares con una participación activa del paciente y su cuidador principal, favoreciendo las visitas en grupo y desarrollando una estrategia progresiva de atención al paciente centrándonos primero en la enfermedad y, finalmente, gestionando el caso.
- **Adecuación del personal sanitario**: Los profesionales sanitarios que intervengan en el proceso de atención al paciente crónico deben desarrollar una serie de habilidad más allá de las puramente clínicas, como son:
  - Comunicación efectiva con el paciente y los otros profesionales sanitarios.
  - Aceptar la necesidad de compartir responsabilidades con el paciente.
  - Motivar cambios saludables en el estilo de vida del paciente.
  - Capacidad de coordinación y liderazgo con los otros profesionales sanitarios.
  - Capacidad de uso eficiente de las tecnologías de la comunicación.
  - Encontrar satisfacción personal en trabajar con pacientes crónicos y con sus familias.

- **Cuidador:** Es una pieza clave en el proceso de asistencia a un paciente crónico y responsable final de transmitir y hacer respetar las decisiones del paciente en la etapa final de la enfermedad. Debemos incluir al cuidador y familiares del paciente crónico dentro del proceso de gestión de la enfermedad y hacerles partícipes de aspectos de los cuidados como:
    - Definición sobre los objetivos de los cuidados.
    - Toma de decisiones.
    - Planificación del tratamiento.
    - Adherencia y monitorización.
- **Innovación Tecnológica (TIC):** Las nuevas tecnologías suponen una revolución en la concepción de la asistencia a pacientes crónicos. En España las TICs suponen cerca del 1% del gasto sanitario, muy lejos del 3% del resto de la Unión Europea (UE) y más aún del 7-10% de inversión de otras áreas como las telecomunicaciones. Su uso nos permitirá recopilar, de una forma ordenada y coherente, la información clínica del paciente, en todos los escalones de asistencia clínica (domicilio programado, domicilio urgencias, ambulatorio, Urgencias Hospitalarias, ingresos, consultas, etc.) para permitir un uso compartido de la información y tener un continuo asistencial del paciente; reducir errores médicos; enriquecer las interacciones médico-paciente y capacitar a los pacientes.

Diversas organizaciones han expresado la necesidad de reorganizar la asistencia sanitaria para adecuarla a la asistencia de pacientes crónicos. En la

Conferencia Nacional para la Atención del Paciente Crónico celebrado en Sevilla, enero 2011, se establecieron una serie de líneas estratégicas [24].

a. *Documento de consenso de la Conferencia Nacional para la Atención al Paciente con Enfermedades Crónicas*

El documento fue presentado de forma conjunta por la Sociedad Española de Medicina Interna (SEMI) y la Sociedad Española de Medicina Familiar y Comunitaria (SEMFyC) en el Congreso de Atención al Paciente con Enfermedades Crónicas celebrado en Sevilla en el año 2011. En este documento se exponen una serie de propuestas que se resumieron en tres áreas.

Paciente y Comunidad:

- Realizar una declaración y acción política explícita que facilite la extensión de las políticas y estrategias sobre cronicidad a todas las comunidades autónomas.
- Identificar a las personas vulnerables y estratificar a la población, según el nivel de riesgo, para realizar las intervenciones más eficientes y adecuadas a sus necesidades.
- Implantar las actividades de prevención y de promoción de la salud con estrategias poblacionales e individuales coste-efectivas, con el mismo nivel de intensidad que el resto de las intervenciones.
- Impulsar la participación de la comunidad en la mejora de la salud y en los cuidados en la enfermedad: instituciones públicas y privadas, sistema sanitario, red socio sanitaria, sociedades científicas, asociaciones de pacientes crónicos, voluntariado, bancos del tiempo,

farmacias comunitarias cooperando en red y estableciendo convenios de colaboración y de complementariedad de servicios.

- Prestar ayuda para facilitar el autocuidado y adoptar medidas de apoyo a la familia y a los cuidadores.
- Fortalecer el papel de las enfermeras desarrollando las competencias clínicas necesarias para la prevención de las enfermedades crónicas y para el entrenamiento y seguimiento de los pacientes crónicos.
- Apoyo a los foros de relación, comunicación y colaboración de pacientes y profesionales y al desarrollo de páginas Web de calidad en la red.

Organización de la Atención:

- Reforzar el papel del médico y enfermera de familia.
- Fortalecer el papel de la enfermería desarrollando todas las competencias clínicas necesarias para la atención de las enfermedades crónicas y para el entrenamiento y seguimiento de los pacientes crónicos.
- Reorganización del proceso asistencias. Creación de un marco de atención compartida.
- Estratificación de la población según su nivel de riesgo, lo que ha de permitir identificar a los pacientes pluripatológicos, frágiles o con enfermedades avanzadas que requieren el desarrollo de planes específicos de atención continuada.
- Es necesario reforzar el papel de los profesionales con capacidad integradora tanto en Atención Primaria como en el Hospital.
- Es necesario adecuar los perfiles competenciales de los profesionales a las necesidades del paciente crónico reforzando el protagonismo de los

farmacéuticos, trabajadores sociales y otros profesionales que se incorporarán al proceso asistencial.

- Es necesario impulsar el protagonismo de los profesionales en los servicios de salud potenciando la gestión clínica y una mayor autonomía de los centros.

Información Clínica y toma de decisiones:

- Los sistemas de información clínica deben ser útiles y válidos para la evaluación del proceso asistencial y facilitar la autonomía del paciente.
- Historia clínica electrónica única por paciente.
- Es necesario evaluar el uso de las TICs para desarrollar nuevas estrategias de relación entre profesionales y pacientes.

ii. Modelos de cuidados crónicos

Como se ha comentando en los apartados anteriores, estamos asistiendo a un cambio en el patrón epidemiológico de la enfermedad. Sin embargo, este cambio epidemiológico no se ha seguido de una evolución en la organización y la gestión de los servicios sanitarios para adecuarlos a las nuevas necesidades del paciente crónico.

En diferentes países se están desarrollando estrategias de intervención en patología crónicas orientadas fundamentalmente a la promoción de la salud y prevención de factores de riesgo, integración asistencial y la coordinación de los profesionales sanitarios que intervienen la asistencia de los pacientes crónicos. Estos cambios en países como Canadá, Australia, Holanda y Reino Unido se basan en una Atención Primaria con mayor responsabilidad sobre estos pacientes y con capacidad organizativa.

Cuando hablamos de atención integrada en pacientes crónicos nos basamos en el modelo de Lewis [25] que argumenta esta atención en varios pilares.

Las integraciones de este modelo se pueden hacer de forma horizontal, cuando dos o más organizaciones prestan servicios conjuntamente en un nivel de atención similar, o vertical, cuando los servicios se prestan en niveles de atención distintos.

Ha habido distintas experiencias de integración organizativa que se pueden clasificar según diferentes niveles de gestión en:

- **Macronivel:** Se basan en sistemas integrados en los que la atención y organización de los servicios son responsabilidad de un equipo multidisciplinar para una población definida. Ejemplos: Kaiser permanente, Chronic Care Model.
- **Mesonivel:** Se basa en la coordinación de la atención individualizada de pacientes y cuidadores, en el diseño de un plan de cuidados que identifique las necesidades del paciente. La atención la realiza un equipo multidisciplinar que actúa sobre una patología concreta: cardiopatía isquémica, DM-2, asma, etc.
- **Micronivel:** Se basa en la identificación de las necesidades del paciente tanto en términos de salud como sociales, y en la coordinación entre organizaciones para dar respuesta a estas necesidades.

En conjunto, estos modelos integran la asistencia del paciente y de su entorno (familia, sociedad, etc.). Los más importantes y referenciados son el modelo de cuidados crónicos (CCM), el modelo de la Organización Mundial de la Salud (OMS) descrito en el informe "Innovate care for chronic conditions" y el modelo de Kaiser-permanente que son los que veremos en más profundidad.

- ***Modelo de cuidados crónicos (Chronic Care Model)*** [26]

Desarrollado por E. Wagner en Seattle en los años 90, tiene más bien un enfoque organizativo de los cuidados y pretende actuar como guía para las actividades dirigidas a mejorar la calidad y la gestión de los cuidados crónicos.

Figura 2. Esquema CCM

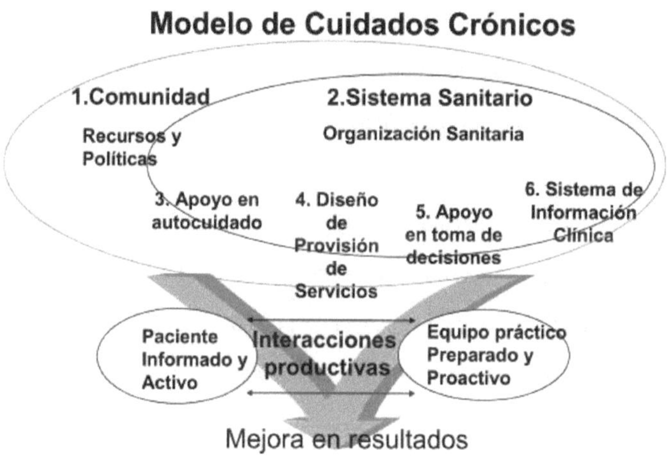

- ***Modelo de la OMS*** [18]

Desarrollado a partir del anterior, fue descrito en el informe de la OMS sobre las enfermedades crónicas.

Cambia el enfoque del CCM y divide la atención del paciente crónico en tres niveles:

1. Nivel micro: individuo y familia.
2. Nivel meso: Organización sanitaria y comunidad.
3. Nivel macro: Política.

En este informe se dieron una serie de recomendaciones generales para su aplicación global en el manejo de la cronicidad, independientemente del país:

1. Apoyar el cambio de modelo.
2. Gestionar el contexto político.
3. Desarrollar la atención integrada.
4. Alinear políticas sectoriales para la salud.
5. Utilizar el personal sanitario de forma más eficaz.
6. Centrar los cuidados en el paciente y su familia.
7. Generar apoyo para el paciente en sus comunidades.
8. Poner énfasis en la prevención.

Figura 3. Esquema del modelo de la OMS para la cronicidad.

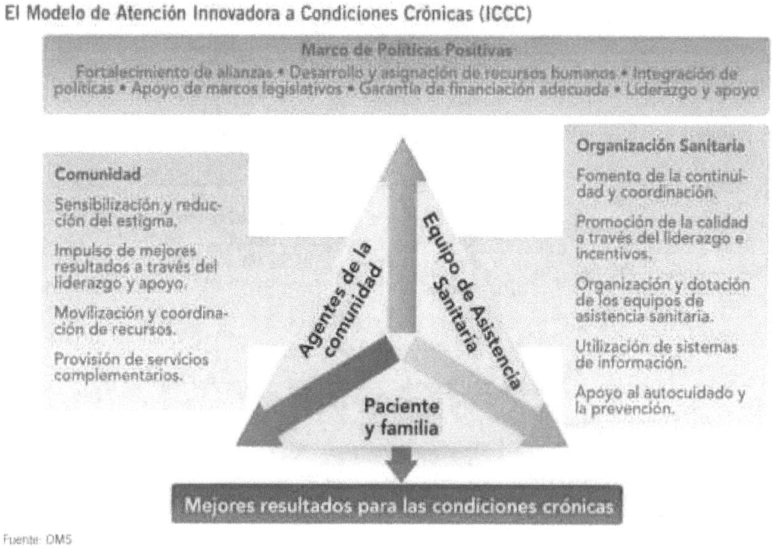

Disponible en: http://www.oms.es, último acceso enero de 2013

- ***Modelo de Kaiser-Permanente*** [27]

Este modelo fue desarrollado en Estados Unidos y establece un enfoque proactivo en la gestión de los pacientes crónicos. Se basa en los siguientes principios:

1. Aplicación de medidas preventivas dirigidas a la población general.
2. Apoyo a la autogestión para los pacientes crónicos.
3. Estrategias de gestión de las enfermedades crónicas centradas en los colectivos de alto riesgo de hospitalización.
4. Programas basados en la "gestión del caso".

Este modelo se ha aplicado en varias regiones de EEUU, mostrando buenos resultados en la mejora de la calidad de vida de los pacientes, disminución de ingresos hospitalarios y días de hospitalización.

Figura 4. Modelo de Kaiser-permanente.

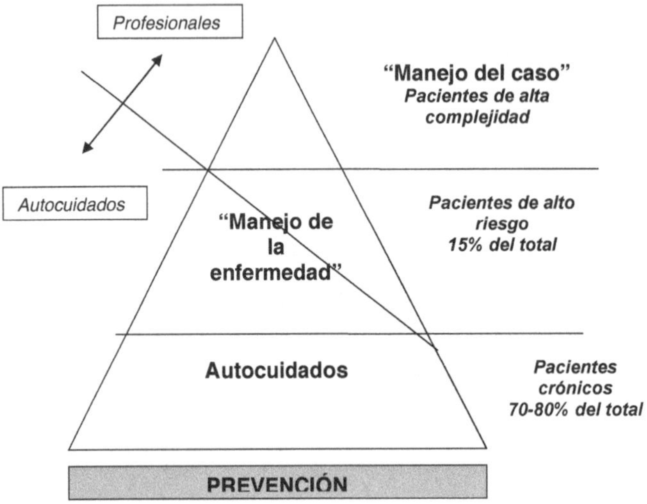

Otros modelos de gestión son:

- Modelo Evercare. [28]
- Modelo de fuerzas. [29]
- Modelo de práctica adaptable. [30]
- Modelo de cuidados guiados. [31]
- Modelo PACE. [32]
- Modelo de cuidado individualizado por etapas. [33]
- Modelo NHS y de cuidado social. [34]
- Modelo CHESS. [35]
- Modelo de Flinders. [36]

iii.Estrategia para el abordaje de la cronicidad en el Sistema Nacional de Salud

La Estrategia elaborada para el abordaje de la cronicidad por el SNS recientemente, aboga un manejo multidisciplinar del paciente crónico y por un continuum asistencial entre el Centro de Salud y el Hospital [16].

La normativa se resume en una serie de objetivos:

1. **Promoción de la salud:**
   a. Favorecer el enfoque intersectorial en la promoción de la salud a través del principio "Salud en Todas las Políticas".
   b. Facilitar la participación social en la priorización, desarrollo, seguimiento y evaluación de las políticas sanitarias relativas al abordaje de la cronicidad.
   c. Impulsar y reforzar la capacitación de las personar y de la comunidad para promover la autonomía, el autocuidado y los estilos de vida saludables.
2. **Prevención de las condiciones de salud y limitaciones en la actividad de carácter crónico:**
   a. Disminuir la prevalencia de los factores de riesgo que determinan la aparición o evolución de las condiciones de salud y limitaciones en la actividad de carácter crónico: tabaquismo, consumo nocivo de alcohol, inactividad física, alimentación no saludable y otros.
   b. Disminuir las lesiones y accidentes como causantes de condiciones de salud y limitaciones en la actividad de carácter crónico.

c. Detectar, diagnosticar y tratar precozmente las condiciones de salud y limitaciones de la actividad de carácter crónico.

d. Prevenir, en los pacientes con condiciones de salud crónicas, la pérdida funcional, las complicaciones asociadas a su enfermedad y la aparición de nuevas enfermedades.

3. **Continuidad asistencial:**

   a. Garantizar la atención a las personas en el sistema y ámbito más adecuado y por los profesionales que mejor puedan dar respuesta a sus necesidades, fomentando el trabajo en equipos interdisciplinares y definiendo, de forma flexible y polivalente, las competencias y responsabilidades de todos los profesionales implicados en el abordaje de la cronicidad.

   b. Garantizar la continuidad de los cuidados en la atención sanitaria, evitando la duplicidad de intervenciones y facilitando la transición entre niveles asistenciales.

   c. Garantizar la atención continuada de las personas cuyas condiciones de salud y limitaciones en la actividad de carácter crónico requieran atención sanitaria y social, impulsando la integración asistencial a nivel estructural y organizativo.

   d. Identificar en cada paciente su nivel de necesidad y facilitar la provisión de intervenciones específicas adecuadas a cada necesidad.

   e. Garantizar intervenciones sanitarias efectivas, seguras, eficientes, sostenibles y proporcionadas, basadas en la mejor evidencia científica disponible.

f. Optimizar la terapia farmacológica en los pacientes con tratamientos crónicos, con especial atención a los pacientes polimedicados.

4. **Equidad e igualdad de trato:**

   a. Disminuir las desigualdades en salud desde un enfoque de determinante sociales de los problemas de salud crónicos, con especial énfasis en las desigualdades de género.

   b. Mejorar el acceso a los sistemas sanitarios y sociales y optimizar los procesos de atención a fin de que se consigan resultados equitativos en los diferentes grupos sociales.

   c. Eliminar cualquier tipo de discriminación o trato desigual a personas por el hecho de presentar cualquier enfermedad o problema de salud, trastorno en el desarrollo, discapacidad o dependencia.

5. **Investigación e innovación:**

   a. Promover la investigación integral en salud que permita profundizar en el conocimiento de los mecanismos que influyen en la génesis de las condiciones de salud y limitaciones en la actividad de carácter crónico, con el objetivo de establecer las estrategias de intervención más efectivas para su abordaje.

   b. Promover la innovación tecnológica, su evaluación y su utilización práctica, racional y basada en la evidencia, para soporte de los procesos de abordaje de la cronicidad desde la necesidad de los ciudadanos, los profesionales y las organizaciones sanitarias.

c. Promover la innovación en servicios y modelos organizativos que facilite los cambios en el modelo de prestación de servicios en salud y sociales relacionados con la cronicidad.
d. Promover la innovación en el proceso de evaluación, planificación y provisión de servicios con el fin de garantizar la equidad, eficiencia y sostenibilidad de la atención a los pacientes con condiciones de salud crónicas.

3. Telemedicina:

i. Definiciones.

La telemedicina (TLM) tiene diferentes definiciones. La OMS la define como: "El suministro de servicios de atención sanitaria, en los que la distancia constituye un factor crítico, por profesionales que apelan a las tecnologías de la información y la comunicación con objeto de intercambiar datos para hacer diagnósticos, preconizar tratamientos y prevenir enfermedades de los profesionales de atención de salud y en actividades de investigación y evaluación, con el fin de mejorar la salud de las personas y de las comunidades en que viven". [37]

La American Telemedicine Association (ATA) define la TLM como "El intercambio de información médica de un lugar a otro, usando las vías de comunicación electrónicas, para la salud y educación del paciente o el proveedor de los servicios sanitarios, y con el objetivo de mejorar la asistencia del paciente". [38]

Para la Organización Médica Colegial "la TLM comprende la práctica de la asistencia médica mediante la utilización de comunicaciones interactivas audiovisuales y de datos. Abarca el diagnóstico, la consulta y el tratamiento, así como la educación y la transferencia de datos médicos. Permite el acceso universal a la sanidad, especialmente en las zonas en las que las estructuras médicas no existen o son inadecuadas". [39]

Norris la define como "el área científica que utiliza las TIC para la transferencia de información médica con fines diagnósticos, terapéuticos y educativos". [40]

En conclusión, podríamos decir que la TLM es la "medicina realizada a distancia", utilizando los recursos que nos proporciona las TIC y que, por tanto, evoluciona con el desarrollo de estas.

Las características esenciales de un sistema de TLM son: 1) separación geográfica entre sanitario y paciente durante el "encuentro clínico"; 2) utilización de las tecnologías de la información y la comunicación; 3) un equipo de gestión del sistema; 4) desarrollo de una infraestructura de organización; 5) presencia de protocolos clínicos de actuación. [41]

ii. Clasificación y ámbitos de aplicación.

La TLM se puede clasificar en tres entornos básicos de actuación: procesos asistenciales, procesos de gestión de pacientes y servicios de información y formación para usuarios y profesionales. [42]

1. Procesos asistenciales.

Es el sistema tradicional de TLM. Basado en la realización de una "actividad asistencial" **a distancia**. Recoge funciones de teleconsulta, telediagnóstico, telemonitorización y teleasistencia. [43]

Posteriormente veremos su aplicación en diferentes patologías crónicas. Esta "TLM-asistencial" la podemos clasificar en dos niveles:

- *Nivel 1*: ***TLM estática*** (transmisión de imágenes fijas): "tecnología de almacenamiento y transferencia", es una forma asincrónica, diferida, de TLM.
- *Nivel 2*: ***TLM interactiva*** (transmisión bidireccional in vivo): es una forma de TLM sincrónica, en directo.

Tabla 3. Clasificación de la telemedicina.

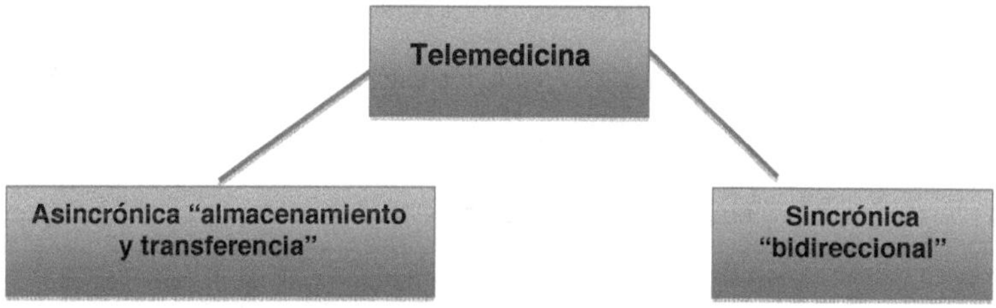

	Asincrónica	Sincrónica
Actuación	Diferida	En directo
Tiempo	Respuesta en minutos/horas. Útil en actuaciones no urgentes.	Emergencias médicas. Toma de decisiones en el momento.
Interacción con el paciente	No necesaria.	Necesaria, consume tiempo. Se puede ampliar información clínica. Sustituye consulta habitual.
Aplicación	Radiología,Anatomía Patológica, Dermatología.	Cualquier especialidad.
Ventajas	Económico. Se usan programas de ordenador de fácil disponibilidad.	Transmite cualquier dato clínico. Permite actuaciones conjuntas y coordinadas.

2. Procesos de gestión de pacientes.

Este punto hace referencia a los procesos administrativos que se llevan a cabo en el entorno sanitario. Los podemos clasificar desde el punto de vista:

- **Del paciente:** petición de cita previa, solicitud de pruebas complementarias (estudios analíticos, radiológicos, fibrobroncoscopias, pruebas de función pulmonar, etc.).
- **Del profesional:** permite el intercambio de información médica con otros profesionales (interconsultas, comunicación con Atención Primaria, Asistente Social, Fisioterapia, etc.), acceso a la historia clínica compartida del área de salud, permitiendo valorar la actividad clínica realizada en el paciente en los diferentes niveles asistenciales (domicilio, Centro de Salud, Urgencias, Hospital) evitando así la duplicidad de pruebas y tratamiento y no perdiendo la continuidad asistencial.

3. Servicios de información y formación para usuarios y profesionales.

Los recursos de la TLM permiten el acceso a información clínica y/o base de datos tanto al sanitario como al paciente haciendo uso de las TICs independientemente de su localización.

- **Al paciente:** Permite facilitar información relacionada con la salud de la población general con carácter informativo para mantener un adecuado nivel de salud (nutrición, estilo de vida, ejercicio físico, tabaco, etc.) o para informar sobre determinadas enfermedades. También se pueden utilizar estos recursos con fines preventivos (campañas para realización de mamografías en el cribaje de cáncer de mama en mujeres mayores de 40 años) o como apoyo en el autocuidado.

- **Al sanitario:** Se centra fundamentalmente en recursos de formación médica continuada, aunque también en plataformas de bases de datos online para la participación en estudios científicos.

Tabla 4. Resumen de las aplicaciones de la telemedicina.

Actividad clínica	
Asistencia a distancia	Teleconsulta
	Telediagnóstico
	Telemonitorización
	Teleasistencia
Gestión de pacientes y administración	
Formación e información a población general	Formación continuada a profesionales

iii. Reseña histórica de la telemedicina.

La utilización de la TLM está íntimamente relacionada con el desarrollo de las TIC. El Dr. Graham Bell utilizó el teléfono para pedir ayuda porque se encontraba enfermo. En 1923 la Universidad de Sahlgrens de Gotemburgo (Suecia) prestó asesoramiento médico a los buques mercantes en alta mar utilizando el código Morse. En la primera Guerra Mundial la radio se utilizó para transmitir información médica. [44]

Por tanto, el desarrollo de la TLM lo clasificamos según los hitos en el desarrollo de las tecnologías. Así, en los años 50 se difundió mediante los circuitos cerrados de televisión en los congresos de medicina, con presentaciones de procedimientos quirúrgicos.

A finales de los años 50 se puso en marcha un programa de asistencia remota en áreas rurales para los habitantes de las reservas de Arizona, proyecto STARPAHC. [45]

En los años 60 la National Aeronautics and Space Administration (NASA) tuvo un papel relevante en la monitorización remota de los astronautas, dentro del programa espacial. Bashur demostró que se podía telemonitorizar satisfactoriamente a los astronautas desde la tierra [46], recibiendo información continua de la frecuencia cardíaca, presión arterial, frecuencia respiratoria y temperatura.

En 1964, el Instituto Psiquiátrico de Nebraska se une con un enlace bidireccional con el Hospital Estatal de Norfolk (situado a 180 km), permitiendo la consulta de casos entre especialistas y médicos generales. En 1965 se realizó una demostración de una operación de reemplazo valvular aórtico con la ayuda de un sistema de TLM entre un hospital de Estados Unidos y otro de

Suiza. [47]

En los años 70, el desarrollo de la TLM se produce con el de los satélites de telecomunicaciones. En 1976 se desarrolló en Canadá unos de los primeros proyectos de TLM por satélite. En enero de ese año se lanzó el satélite Hermes diseñado para cubrir las necesidades de comunicación de zonas remotas de Canadá. Hermes permitió realizar tres experiencias en TLM, en la primera de ellas se evaluó la posibilidad de vigilar parámetros vitales (frecuencia cardíaca, temperatura y presión arterial) en la evacuación del paciente de una comunidad rural hasta el hospital [48]. La segunda experiencia, en octubre de 1976, la realizó la Universidad de Western Ontario durante un periodo de cinco meses, consiguiendo comunicar el Hospital Universitario London en Ontario con el Moose Factory General Hospital y la Kashechewan Nursing Station de James Bay para realizar consultas médicas, transmisión de datos (electrocardiograma, radiografías, datos de exploración física, etc.) y formación médica. Por último, en 1977 se utilizó el Hermes para compartir imágenes médicas entre hospitales.

En 1989 la NASA comienza el primer programa internacional de TLM. Estos programas se utilizaron en la asistencia de grandes catástrofes. En la década de los 90 la industria privada comienza a financiar los programas de TLM y proliferan los experimentos sobre telemedicina, apareciendo las primeras aplicaciones internacionales con financiación privada. En 1993 se celebra el primer Symposium sobre Telemedicina. [44]

En esta década el ejercito de EEUU utiliza las aplicaciones de la TLM vía satélite para la asistencia de las tropas destinadas en zonas de guerra

(Somalia y, posteriormente, en Bosnia). La escuela de medicina de la Universidad de Carolina del Este crea la primera instalación destinada en exclusiva a la realización de teleconsulta en 1994. En 1995 se establece una conexión estable y permanente desde la clínica Mayo con el Hospital Rey Hussein y el Hospital Quirúrgico de Amman en Jordania. En España se realiza la primera experiencia de telecirugía con robots en 1998.

En la actualidad, según el informe de la Asociación de Proveedores de Servicios de Telemedicina [49], la Psiquiatría es el campo donde más experiencias se han realizado (45 programas y 7000 consultas), seguido de la Cardiología (43 programas y 6000 consultas), Dermatología (40 programas y 2300 consultas), Ortopedia, Oftalmología y Medicina Interna. La preocupación generalizada de la TLM en los últimos años ya no es demostrar que es posible su uso, sino demostrar que la TLM es sostenible, eficiente y coste-efectiva.

El desarrollo de internet y las estructuras de la "banda ancha" permiten la expansión de la TLM, con un encarecimiento mínimo. El uso de internet es especialmente importante para la utilización de la TLM en el ámbito rural. [50]

iv. Ventajas, limitaciones y retos futuros.

Las ventajas que ofrecen los programas de TLM los podemos clasificar según nos refiramos al paciente, a los sanitarios o a los hospitales. [43]

- **<u>Pacientes</u>:**

- Reduce los tiempos de respuesta.
- Evita desplazamientos innecesarios. La posibilidad de contar con una valoración previa permite determinar en qué casos se justifica o no el traslado de un paciente a un centro de mayor nivel.

- Proporciona acceso a Especialistas y la posibilidad de segunda opinión.
- Reduce el estrés del paciente y los familiares, ya que se sienten "atendidos continuamente". Este hecho es especialmente importante en los casos de pacientes que viven en lugares geográficamente alejados.
- Reducción del número de exámenes complementarios.
- Atención continua y más personalizada.

  - **Sanitarios:**

- Coordinación entre primaria y especializada. Permite comentar los casos entre diversos profesionales.
- Disminuye riesgos profesionales: el médico remitente cuenta con más elementos de juicios.
- Un especialista puede tratar a más pacientes de diversas regiones.
- Disponibilidad para otros procedimientos.
- Mejor utilización del tiempo del trabajo.
- Posibilidad de interconsulta.
- Formación médica continuada.

  - **Hospitales:**

- Se mejoran los flujos de pacientes al hospital, especialmente los programados a las consultas.
- Permite mayor cobertura.
- Aumenta la productividad. Las instituciones pueden ampliar los horarios de atención para muchos de sus servicios ya que pueden contar con el personal médico en todo momento.
- Integración de información con fines administrativos, científicos y de investigación.

- Factor diferenciador frente a la competencia.

  - **Comunidad**:

- Descentralización de la asistencia sanitaria y administración centralizada de la información.
- Educación sanitaria.
- Mejora de la atención sanitaria en la zonas rurales y alejadas.
- Incentivo a la Medicina Preventiva mediante la transmisión de conocimiento a la población de alto riesgo.
- Mayor facilidad para efectuar análisis científicos y estadísticos.

Las principales desventajas de un sistema de TLM se basarían en la posible resistencia del personal sanitario en la utilización de nuevas tecnologías que no dominan, se pierde la confidencialidad de los datos y el intercambio de datos se debe realizar con pleno acuerdo entre las partes, ya que se manejará una gran cantidad de información clínica y hay que buscar las medidas que aseguren la protección de datos [51]. Por último, la rentabilidad de los costes puede ser una hándicap al inicio aunque desde un punto de vista social esto se minimiza. En una revisión realizada en el año 2011, Rabanales y cols resumen las principales desventajas de la TLM en los siguientes puntos. [52]

1. Menor exactitud en los datos enviados, fundamentalmente imágenes, si no se eligen las TICs adecuadas.
2. Seguridad y confidencialidad en la relación médico-paciente.
3. Aumento de la demanda asistencial a los especialistas, pudiéndose llegar a no poder satisfacer el elevado volumen asistencial de pacientes.

4. Los programas de TLM deben de compararse con otras alternativas. Se deben proponer programas viables.
5. Riesgo de pérdida de datos e imágenes debido a la compresión de estos para aumentar la velocidad de transmisión.
6. La tecnología e infraestructura deben estar lo suficientemente desarrolladas para soportar la implantación de la TLM a gran escala.
7. La implementación de los programas de TLM dependen de una adecuada infraestructura de telecomunicaciones.

Otros factores a tener en cuenta son el acceso del paciente a las TICs que utilicemos en el programa de TLM (Internet, teléfono, email, etc.) y su capacidad para entender el proceso y realizar las mediciones correctamente, ya que en muchos casos se trata de personas ancianas con limitaciones funcionales y/o cognitivas. [53]

En cualquier caso, la TLM siempre se debe ver como un sistema de apoyo a la medicina convencional, facilitando la toma de decisiones y mejorando la asistencia al paciente. Aún estamos en una fase muy inicial en su desarrollo, especialmente en España, por lo que en el futuro los principales retos de la TLM serán:

- Implementación de programas de TLM, apoyados por la gerencia de los Hospitales y Centros de Salud.
- Informatización de los procesos de la asistencia médica: historia clínica electrónica y de acceso común, solicitud remota de pruebas complementarias, interconsultas informatizadas, etc. En este sentido los esfuerzos de los hospitales de la Comunidad de Madrid son cada vez mayores.

- Generalización de una red de TLM que permita el acceso de los pacientes que cumplan determinados criterios directamente, finalizando la era de los "estudios pilotos".

Es decir, el futuro inmediato de la TLM es su integración en el sistema sanitario como un elemento más de apoyo para una asistencia sanitaria integral, personalizada y de calidad.

v. Sistemas de telemedicina.

Como se ha comentado, la TLM se sustenta en las TIC, por lo que puede utilizar cualquiera de sus recursos. En los estudios publicados los principales recursos que se utilizan son: teléfono, videoconferencia, web y correo electrónico, teleasistencia y telemonitorización (estos dos últimos puntos los desarrollaremos en apartados específicos).

Figura 5. Elementos de un sistema de telemedicina.

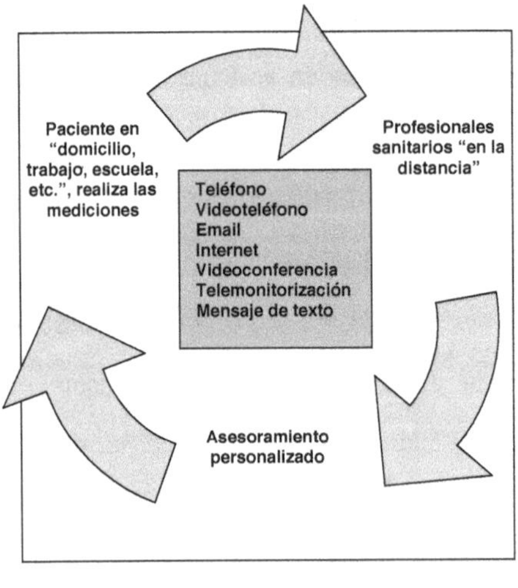

- **Videoconferencia**

El uso de la videoconferencia, como hemos visto anteriormente, se remonta a los años 50. El principal problema de su utilización es la calidad de la imagen que obtenemos. Entre los estudios publicados con el uso de la videoconferencia destacamos:

Mahmud y cols. Estudio realizado en 1995 en 12 pacientes con enfermedades crónicas (cerebrovasculares, insuficiencia cardíaca y EPOC) durante un periodo de seguimiento de 6 meses. El estudio fue realizado con dos enfermeras.

En 7 pacientes se redujo el número de visitas y se mejoró el seguimiento, disminuyendo las visitas a Urgencias e ingresos hospitalarios. No se detectaron complicaciones relacionadas con el uso de los dispositivos. [54]

Johnston y cols. Estudio realizado en el año 2000 con enfermos crónicos. En una de las ramas del estudio a 102 pacientes se les proporcionó un videoteléfono además a parte de la asistencia convencional.

Se siguió a los pacientes durante un periodo de 18 meses. Durante este tiempo se redujeron en un 17% las visitas a domicilio, pero hubo más contacto telefónico en el grupo control. La calidad de cuidados fue similar en ambos grupos, aunque en el grupo de TLM se redujeron los costes en un 27%. [55]

Nakamura y cols. Los autores utilizaron un videoteléfono en 39 pacientes ancianos con varias comorbilidades como complemento de la asistencia convencional. A los 3 meses del inicio del estudio se objetivó un aumento de la independencia funcional, mejorando la realización de las actividades de la vida diaria. [44]

- **Teléfono:**

Existen múltiples estudios que demuestran la eficacia del seguimiento telefónico en los pacientes crónicos. Balas y cols describieron cinco grados de acciones telefónicas en estos pacientes [56]:

1. Seguimiento telefónico.
2. Sistemas telefónicos interactivos.
3. Recordatorios telefónicos.
4. Acceso telefónico a profesionales.
5. Investigación telefónica.

Partridge publicó una experiencia con 164 pacientes a los que se les consultó si aceptarían utilizar una alternativa a la consulta habitual con email o vía telefónica. El 84% aceptó y, de estos, sólo el 21% tenía acceso a email. Los diagnósticos de los pacientes fueron: apnea del sueño, EPOC, tos crónica en estudio, cáncer de pulmón. La vía telefónica resultó una buena alternativa a la consulta habitual, disminuyendo la presión asistencial. [57]

Otro trabajo publicado por el grupo de Wennberg demostró en una población de 174.120 sujetos que una estrategia basada en una intervención telefónica reduce los costes médicos y los ingresos. [58]

En pacientes con EPOC también se han publicado experiencias en el seguimiento telefónico. Young y cols publicaron en CHEST en el año 2001 un sistema de monitorización telefónica de pacientes con EPOC [59]. El estudio se centró en el auto-manejo de los síntomas, adherencia al tratamiento y respuesta precoz al empeoramiento clínico del paciente. Las principales limitaciones de este trabajo fueron las relacionadas con la plataforma de TLM, ya que se requería un teléfono de unas características específicas para su uso y que a cierto grupo de pacientes, en especial aquellos con algún grado de demencia, no los hacía buenos candidatos para este programa de seguimiento.

- **Web y correo electrónico**

Las principales experiencias realizadas con estos recursos han sido en pacientes con VIH/SIDA [60]. Diversos trabajos demostraron que la utilización del correo electrónico en este grupo de pacientes permitía:

- Una comunicación personal con el profesional sanitario.
- Interacción con otros pacientes.
- Facilitaba la realización de preguntas directas y solucionaba dudas sobre modificaciones en los estilos de vida.
- Solucionaba dudas de los cuidadores.

vi. Situación actual de la telemedicina en España.

- **Utilización de las TIC en eSalud por los ciudadanos:**

La utilización de las TIC no está muy extendida en España. Según datos del Instituto de Tecnologías Europeo (ITE) del año 2003, sólo el 13,5% de los ciudadanos en España utilizaban la información on-line frente al 23,1% del resto de Europa. [61]

Con respecto a la búsqueda de información sobre la salud, Internet no es una de las principales fuentes de búsqueda (sólo el 14,2% utiliza este medio). Los principales problemas que refieren los usuarios son la baja seguridad y la escasa confianza en la información encontrada. Según datos obtenidos del Observatorio Nacional de las Telecomunicaciones y de la Sociedad de la Información (ONTSI) en una encuesta realizada a 5.500 ciudadanos mayores de 16 años, el Principado de Asturias es la Comunidad

Autónoma donde más consultas se hacen en Internet relacionadas con la salud.

Figura 6. Utilización de fuentes de información sobre salud entre la población en la U.E 2003, en %.

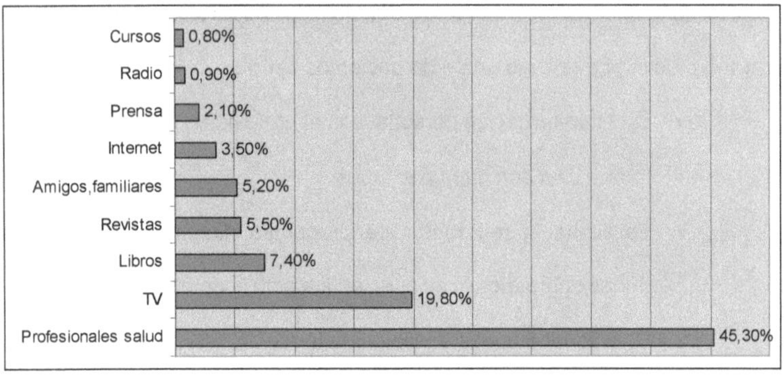

- **Utilización de las TIC en eSalud por los profesionales sanitarios:**

Las TIC permiten la gestión de datos y la informatización de pruebas diagnósticas que seran impensables sin este apoyo técnico. Alguno de los futuros retos con el desarrollo de las TICs en el ámbito sanitario son la tarjeta sanitaria europea y el historial clínico electrónico, que nos permitirá comunicarnos de forma universal.

El uso de Internet entre los profesionales sanitarios también permite la búsqueda de información médica y la participación en estudios científicos.

Tabla 5. Intereses de búsqueda por tipo de usuario en temas de salud a través de Internet.

	Información relacionada con:	EEUU (% total)	EU-15 (% total)
Pacientes	Descripción enfermedades	68,49	55,78
	Ensayos clínicos	33,14	21,93
	Literatura médica	81,51	58,74
	Grupos de soporte	27,81	30,11
Profesionales	Descripción enfermedades	65,91	57,23
	Ensayos clínicos	39,94	50,21
	Literatura médica	90,58	89,36
	Grupos de soporte	18,18	16,17

Fuente: eEspaña 2004 a partir de HON

- **Proyectos de telemedicina desarrollados en la actualidad**

Cada vez se están desarrollando más programas de TLM para múltiples enfermedades, tanto en situación aguda como crónica, como veremos en el apartado correspondiente.

En la actualidad están registrados un total de 262 ensayos clínicos en la base de datos Clinical Trials y, de estos, 7 se desarrollan en nuestro país en el año 2012. Uno de ellos, específicamente en EPOC, está en fase de reclutamiento en el Hospital Clínic de Barcelona.

Independientemente de estos proyectos de investigación en las diferentes Comunidades Autónomas se están desarrollando estrategias relacionadas con la TLM. Algunas de estas iniciativas se pueden resumir en:

1. Andalucía:
    a. Creación de un entorno virtual de apoyo a emergencias vitales coordinado con Atención Primaria y Hospitalaria.
    b. H. Virgen de la Macarena: Teleunidad de lesiones pigmentadas.

c. H. Virgen del Rocío: Proyecto de telemonitorización domiciliaria a pacientes con EPOC.

2. Baleares:
    a. H. Son Llatzer: Servicio de diagnóstico remoto de lesiones cutáneas.
3. Canarias:
    a. Proyectos de teleconsulta en Psiquiatría, Radiología y Dermatología.
4. Cantabria:
    a. Teleradiología.
5. Castila la Mancha:
    a. Teleradiología.
    b. Proyecto sobre visado electrónico de recetas.
6. Castilla León:
    a. Aplicación de telecardiografía para Atención Primaria.
7. Galicia:
    a. Programas de telemedicina aplicada a Radiología, Oftalmología, Dermatología, Psiquiatría y Neumología.
8. Madrid:
    a. Programa de historia clínica única.
    b. Consulta de teledermatología en el H. Infanta Sofía.
    c. Consulta de telemedicina en el H. Fuenfría.
    d. Estudio PROMETE, H. La Princesa.
9. Navarra:
    a. Teleradiología.

b. Proyecto de prevención de retinopatía diabética.

10. Comunidad Valenciana:

a. Consulta de telepediatría.

b. Hospital La Fe: modelo de atención a crónicos con telemedicina.

11. País Vasco:

a. Consulta de telemedicina en diversas especialidades médicas.

b. Modelo de atención a crónicos con telemedicina.

12. Otras:

a. La Agencia Española de Tecnologías Sanitarias realiza un estudio sobre telemedicina en el control de diabetes.

Figura 7. Proyectos de telemedicina desarrollados a nivel mundial.

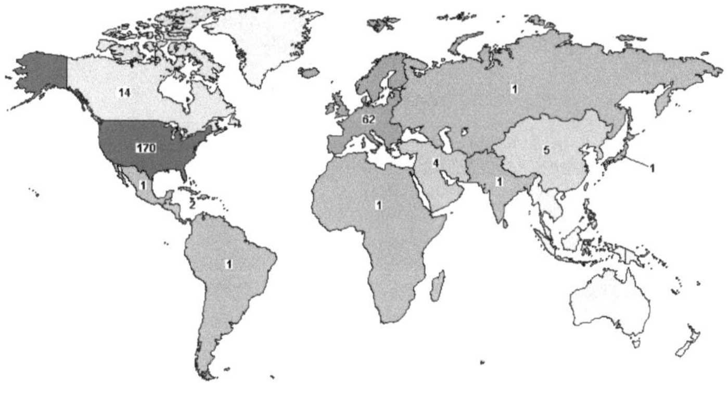

Fuente: http://www.clinicaltrials.gov consultado por última vez: 9 septiembre 2012.

Figura 8. Proyectos de telemedicina en Europa.

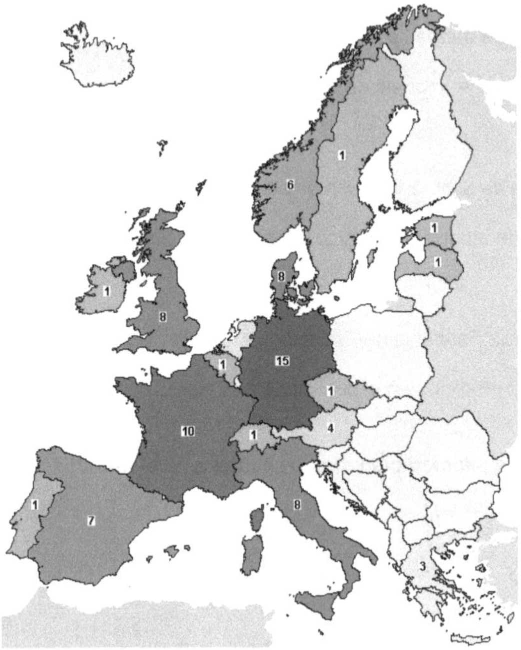

Fuente: http://www.clinicaltrials.gov consultado por última vez: 9 septiembre 2012.

4. Enfermedad pulmonar obstructiva crónica y cronicidad:

La EPOC es una enfermedad prevenible y tratable, que se caracteriza por una limitación al flujo aéreo persistente, generalmente progresiva y asociada a una reacción inflamatoria exagerada de las vías aéreas y del parénquima pulmonar frente a partículas o gases nocivos, principalmente derivados del humo del tabaco. [62]

Tiene una prevalencia del 10,2% en el grupo etario entre 40-80 años, que aumenta hasta el 25% en el grupo de personas mayor de 70 años. [8]

La EPOC constituye una de las principales causas de morbi-mortalidad en nuestro país. Según el Centro Nacional de Epidemiología (CNE), en el año 2005, 17.571 personas murieron a causa de la EPOC [4] y según la encuesta de Morbilidad Hospitalaria del año 2005, la EPOC representa el 9,3% de las altas hospitalarias por enfermedades respiratorias en mujeres y el 28,2% en hombres. [63]

La tasa de mortalidad anual aumenta significativamente por grupo de edad. En el año 2005, varió de 7,8 en varones y 1,1 en mujeres en el grupo entre 50-54 años y fue superior a 390 en hombres y 55 en mujeres en el grupo por encima de 75 años. La edad media del paciente que fallece por EPOC se ha desplazado también a edades más avanzadas, situándose la edad media de fallecimiento en 79,7 años en hombres y 83,7 años en mujeres. [64]

El impacto económico global que genera la EPOC sobre el SNS es considerable y representa aproximadamente el 0,2% del producto interior bruto (PIB) español [65]. Masa y cols determinaron que el coste medio por paciente/año de un enfermo EPOC era de 198,17 euros. En este estudio el

22% de los pacientes estaban previamente diagnosticados y eran ya consumidores de recursos y su gasto fue de 910,57 euros. [66]

García-Ruíz y cols, analizaron los "capítulos del gasto" en la EPOC: el tratamiento farmacológico (incluyendo la oxigenoterapia) representó el 52,3% del total, las agudizaciones el 15,5%, el tratamiento de las enfermedades concurrentes el 14% y los consumos asistenciales el 12,8%. [67]

El estudio de Miravitlles y cols cuantificó el gasto de la EPOC en España en 506,62 millones de dólares (42,5% tratamiento farmacológico y el 41,6% hospitalizaciones). [68]

En un trabajo publicado en CHEST se demostró que el gastó es mayor en los pacientes que presentan mayor obstrucción al flujo aéreo. [69]

Además en nuestro país. las enfermedades respiratorias suponen la cuarta causa de carga de enfermedad (7,5% del total de los años de vida ajustados por discapacidad, AVAD) con un componente importante de discapacidad. De los 100 AVAD perdidos por EPOC, un 49,9% los son por muerte prematura y un 50,1% por discapacidad o mala salud. [70]

Etiología

El principal factor de riesgo de la EPOC es el tabaco. El riesgo de los fumadores de desarrollar una EPOC se encuentra entre el 25 y el 30%, y este riesgo es proporcional al consumo acumulado de tabaco. [71]

Otros factores de riesgo conocidos de EPOC son: tabaquismo pasivo [72,73], combustión biomasa [74] (en nuestro país especialmente en casas rurales que usan combustibles vegetales, madera [75] o carbón), contaminación atmosférica, exposición ocupacional [76] o tuberculosis pulmonar. [77]

Diagnóstico

La guía española de EPOC (GesEPOC) [62] insiste en que es imprescindible la realización de una espirometría para llegar al diagnóstico de la EPOC. El proceso del diagnóstico lo estructura en tres pasos (figura 10), el primero de ellos sería el diagnóstico clínico de sospecha de EPOC [78]. Este ha de considerarse en todos los adultos mayores de 35 años con una historia tabáquica de, al menos, un índice paquete-año mayor de 10, que presenta tos crónica, con o sin expectoración o disnea (figura 11).

Figura 9. Pasos en el diagnóstico de la EPOC según la guía GesEPOC 2012.

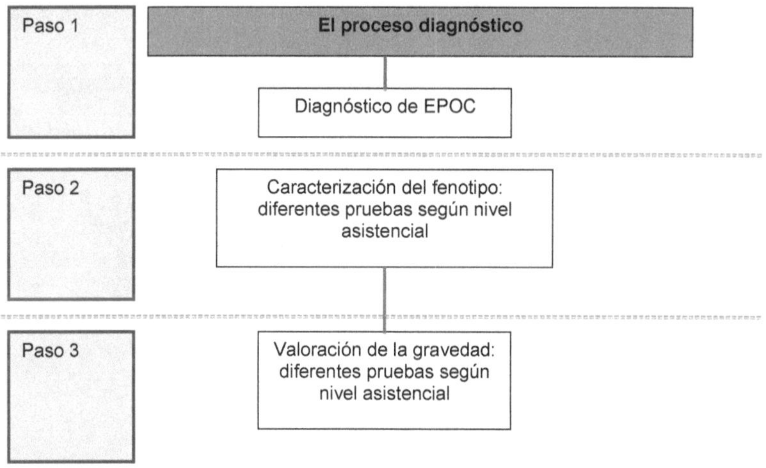

Figura 10. Diagnóstico de sospecha clínica según la guía GesEPOC 2012.

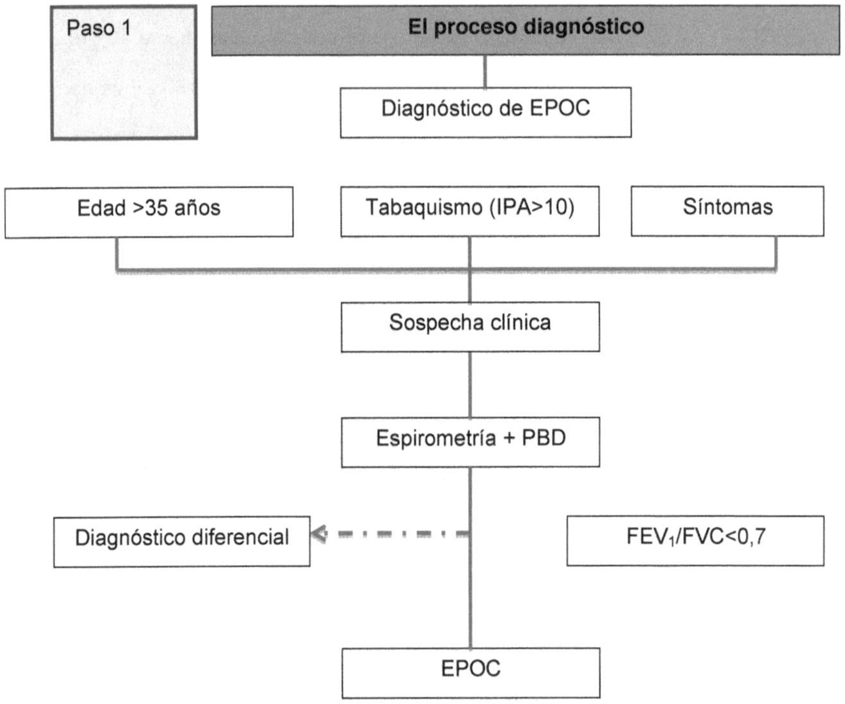

Las manifestaciones clínicas de la EPOC son inespecíficas y en estadios iniciales el paciente puede permanecer asintomático. La presencia de tos y expectoración puede anteceder en varios años a la obstrucción de la vía aérea y su presencia no indica que el individuo vaya a desarrollar una EPOC.

La disnea es el síntoma principal de la enfermedad y el que más impacta en la calidad de vida [79] . Aparece en fases avanzadas, empeora con el ejercicio y llega a limitar las actividades de la vida diaria.

La tos tiene un inicio insidioso, suele ser matutina y acompañarse de expectoración. No guarda relación con el grado de obstrucción al flujo aéreo, ni con su gravedad.

La expectoración es de gran utilidad clínica. En fase estable suele ser mucoide. En las agudizaciones puede aumentar de volumen y hacerse más purulenta. En caso de un volumen excesivo en fase estable (>30 ml/día) debemos sospechar la existencia de bronquiectasias (BQ) y si la expectoración es hemoptoica descartar otros diagnósticos como el carcinoma broncopulmonar.

Espirometría

La espirometría forzada es la prueba que permite el diagnóstico de la EPOC, ya que objetiva la limitación al flujo aéreo. [80]

Es una prueba no invasiva, sencilla, barata, estandarizada, reproducible y objetiva (procedimientos SEPAR) que mide la limitación al flujo aéreo. [81]

El diagnóstico de la EPOC se basa en la disminución del flujo espiratorio, medido a través del FEV_1 y el cociente entre el FEV_1 y la capacidad vital forzada (FVC). Se considera que hay obstrucción al flujo aéreo si el cociente FEV_1/FVC post-broncodilatador es menor de 0,7. Los objetivos de la espirometría en la evaluación inicial del paciente son la confirmación del diagnóstico de sospecha y evaluar la gravedad de la obstrucción al flujo aéreo.

El uso del cociente FEV_1/FVC post-broncodilatación en el diagnóstico de la EPOC comporta un riesgo de infradiagnóstico en edades jóvenes y sobrediagnóstico en edades avanzadas. [82,83]

En estos casos se recomienda utilizar el límite inferior de la normalidad para la edad del paciente. [84]

Una vez establecido el diagnóstico de EPOC, la GesEPOC clasifica a los pacientes en diferentes fenotipos clínicos en función de una serie de características distintivas que podemos resumir en el siguiente algoritmo:

Figura 11. Clasificación de los fenotipos clínicos de la EPOC según la GesEPOC.

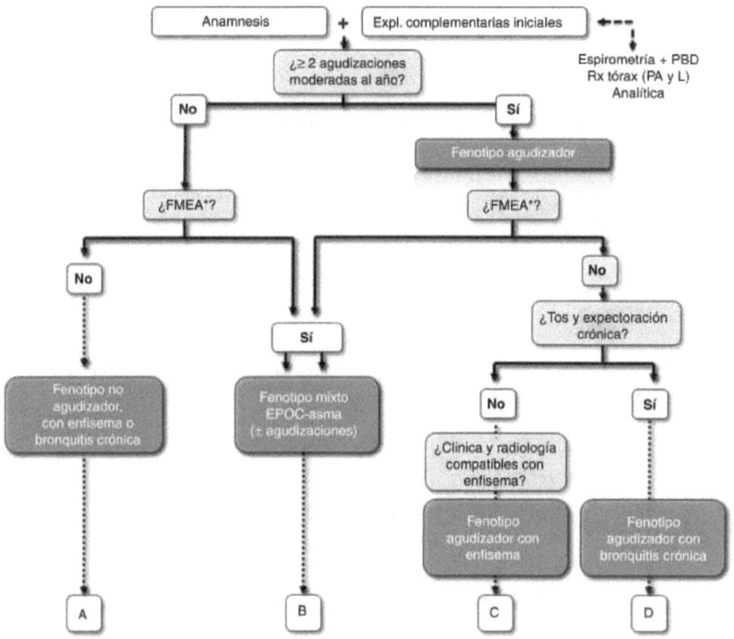

PBD: prueba broncodilatadora; FMEA: fenotipo mixto EPOC-asma; PA: proyección radiológica postero-anterior; L: proyección radiológica lateral.

Modificado de GesEPOC (Guía Española de la EPOC), 2012.

- **Evaluación multidimensional de la EPOC.**

Tradicionalmente el FEV_1 ha sido considerado como el principal factor pronóstico en la EPOC, aunque su valor predictivo disminuye en pacientes con un valor del teórico mayor del 50% [6]. Es el indicador espirométrico más importante para medir la obstrucción al flujo aéreo y nos ha permitido clasificar la EPOC en cuatro grupos según el grado de obstrucción al flujo aéreo (tabla 6).

Tabla 6. Clasificación de la EPOC según el grado de obstrucción (a partir del FEV_1 post-broncodilatador).

GOLD 1	Leve	$FEV_1 \geq 80\%$
GOLD 2	Moderada	$50\% \leq FEV_1 < 80\%$
GOLD 3	Grave	$30\% \leq FEV_1 < 50\%$
GOLD 4	Muy grave	$FEV_1 < 30\%$

Modificado de http://www.goldcopd.org

En la actualidad, otros factores han sido identificados como variables asociadas a la mortalidad en la EPOC e independientes del FEV_1. Aunque estos hallazgos no excluyen la importancia de este parámetro espirométrico en la monitorización de la pérdida de volumen pulmonar, más allá de la pérdida normal de unos 30 ml/año asociado a la edad, y, por tanto, es un dato que debemos monitorizar [85,86].

En definitiva la EPOC es una enfermedad muy heterogénea y existen varios factores que se asocian a su pronóstico [87] : el índice de masa corporal, la disnea medida con la escala de la Medical Research Council (MRC), capacidad de ejercicio, agudizaciones, comorbilidades y marcadores inflamatorios. Muchos de estos parámetros han sido utilizados para desarrollar diferentes **índices multidimensionales**. El principal de ellos es el índice **BODE** (índice combinado que se basa en: índice de masa corporal, obstrucción al flujo aéreo, grado de disnea según la MRC y capacidad de ejercicio según el test de la caminata de 6 minutos) elaborado por Celli y cols. [88]

Tabla 7. Escala de la disnea de la Medical Research Council.

Grado 0: Ausencia de disnea excepto al realizar ejercicio intenso.
Grado 1: Disnea al caminar deprisa o subir una cuesta pronunciada.
Grado 2: Incapacidad de mantener el paso de otras personas de la misma edad caminando en llano.
Grado 3: Se para a descansar cada 100 metros o a los pocos minutos de andar en llano.
Grado 4: Impedimento para salir de casa o realizar tareas personales.

Modificado de Bestall JC et al. Thorax. 1999;54:581-86 [89]

Este índice (tabla 8) otorga una puntuación entre 0 y 3 a una serie de variables: índice de masa corporal, obstrucción al flujo aéreo (FEV_1), disnea, capacidad de ejercicio (test de la marcha 6 minutos). La puntuación final tiene un intervalo de 0 a 10, mayores puntuaciones se asocian a un incremento del 34% de la mortalidad por todas las causas y del 62% por causa respiratoria [88] . El índice BODE ha mostrado una mejor capacidad pronóstica que el FEV_1, permite clasificar mejor la gravedad de la enfermedad y, por tanto, individualizar las intervenciones terapéuticas y tiene una buena capacidad para predecir agudizaciones. [90]

Tabla 8. Clasificación de gravedad multidimensional (índice BODE).

	0	1	2	3
B IMC (kg/m^2)	>21	<21		
O FEV_1 (%)	>=65	50-64	36-49	<=35
D Disnea (MRC)	0-1	2	3	4
E TC6M (m)	>=350	250-349	150-249	<=149

IMC: índice de masa corporal; TC6M: test caminata de 6 minutos.

Modificado de Celli et al. N Engl J Med. 2004;350:1005-12 [88]

La principal dificultad del índice BODE es la necesidad de realizar la prueba de la caminata de 6 minutos (TC6M) para completar la puntuación; por este motivo, otros grupos han intentado elaborar otros índices de más fácil implantación [91] . Tal vez, el más utilizado de todos ellos sea el índice BODEX, donde se sustituye el test de la caminata por el número de agudizaciones el año previo. [92]

Tabla 9. Clasificación de gravedad multidimensional (índice BODEx).

	0	1	2	3
B IMC (kg/m^2)	>21	<21		
O FEV_1 (%)	>=65	50-64	36-49	<=35
D Disnea (MRC)	0-1	2	3	4
Ex Frecuencia agudizaciones graves	0	1-2	>=3	

IMC: índice de masa corporal; Ex: frecuencia de agudizaciones graves, entendidas como aquellas que requieren visita a Urgencias y/u hospitalización.

Modificado de Soler-Cataluña JJ et al. RespirMed. 2009;103:692-9

Otros de los factores pronósticos estudiados son los biomarcardores. En el estudio Longitudinally to Identify Predictive Surrogate End-points (ECLIPSE)[93] se demostraron niveles más elevados de proteína C reactiva (PCR), interleukina-6 (IL-6) y fibrinógeno en el grupo con agudizaciones frecuentes o en periodo de recuperación que en el grupo "no agudizador". En este mismo estudio el fibrinógeno fue uno de los biomarcadores que mostró mejor correlación con el test de la caminata de seis minutos, el número de agudizaciones, la puntuación BODE y de la MRC.

En otros trabajos se ha comprobado la relación entre la puntuación BODE y el índice de masa grasa y los niveles de leptina, lo que demostraría la relación de la EPOC con la inflamación sistémica.[94] Por otro lado niveles elevados de PCR son una factor independiente de mortalidad y la combinación de la PCR y el BODE tienen un alto valor predictivo en la práctica clínica habitual. [95]

El grupo de Pinto-Plata estudió en 243 pacientes con EPOC diferentes marcadores de la inflamación, encontrando que los niveles de IL-6 es el que presenta mayor relación pronóstica, aunque la combinación de los marcadores clínicos con estos biomacardores aumenta el valor predictivo de mortalidad. [96]

Por último, las **comorbilidades** tienen un importante impacto en la evolución de la EPOC, desconocemos si presentan un mecanismo común de aparición en base a la inflamación sistémica, aunque según datos publicados del **estudio ESMI** (Exacerbaciones de EPOC en los Servicios de Medicina Interna. Es un estudio longitudinal, observacional, multicéntrico realizado en pacientes EPOC hospitalizados donde se recogió información de las comorbilidades utilizando el índice de Charlson) [97] sabemos que son un marcador independiente de mortalidad y peor pronóstico a corto plazo en pacientes que ingresan por agudización de EPOC.

En un trabajo realizado por Divo y colaboradores sobre 1.664 pacientes con un periodo de seguimiento de 51 meses, se detectaron hasta 79 comorbilidades asociadas, 12 de ellas relacionadas con mayor mortalidad. [98]

Las principales comorbilidades en la EPOC [99] son las **cardiovasculares, la osteoporosis** [100] **y la depresión** (tabla 10) y las relacionadas con la mortalidad el cáncer de pulmón y la enfermedad cardiovascular. [101]

Tabla 10. Principales comorbilidades en la EPOC.

	Almagro et al [102]	Van Manen et al [103]	García-Olmos et al [104]	Sidney et al [105]	Carrasco et al [106]
Número pacientes (n)	**606 (estudio ESMI)**	**1.145**	**198.670 (Prevalencia EPOC 3,2%)**	**45.966**	**10.711**
Artritis	-	36	-	-	-
Cardiopatía	22 (CI), 35,5 (ICC)	13	15 (FA)	18	18,8
HTA	65,6	23	52	18	47,7
DM	37	5	20	2	16,9
DL	-	-	34	9	41,3
PSQ	-	9	-	-	19,5
GI	-	15	-	-	17,4
Cáncer	-	6	-	-	-
Insuficiencia renal	16,8	-	-	-	-
Osteoporosis	-	-	-	-	-

Resultados expresados en % del total. HTA: hipertensión arterial; DM: diabetes mellitus tipo 2; DL: dislipemia; PSQ: enfermedad psiquiátrica; GI: gastrointestinal; FA: fibrilación auricular; CI: cardiopatía isquémica; ICC: insuficiencia cardíaca congestiva.

A pesar de estos factores la evolución de la enfermedad es muy heterogénea. Un estudio longitudinal realizado en 1.198 pacientes EPOC en fase estable demostró que la concordancia entre la puntuación BODE y el FEV_1 es baja, incluso la modificación del BODE que se asoció a mortalidad ocurrió en pacientes sin progresión en el FEV_1. [107]

Este concepto multidimensional de la enfermedad ha modificado los objetivos de abordaje de la EPOC. La guía GOLD publicada en diciembre de 2011[6] recomienda la valoración individual de los pacientes en relación a los siguientes aspectos:

- **Síntomas**: Medido con la disnea de la MRC y con la puntuación del cuestionario CAT. Se trata de un cuestionario con 8 ítems, autoadministrado, que explora diferentes aspectos como expectoración, síntomas nocturnos, dolor torácico, miedo al salir a la calle, disnea entre otros que el paciente puntúa de 0-5.
- **Grado de limitación al flujo aéreo (FEV_1)**
- **Riesgo de exacerbaciones:** El mejor factor pronóstico de las exacerbaciones frecuentes (dos o más por año) es el antecedentes de un episodio previo tratado. Según los datos del estudio Eclipse [108] los pacientes con más exacerbaciones previas y mayor deterioro al flujo aéreo tienen más riesgo de tener más agudizaciones, aunque estas pueden ocurrir en cualquier estadio de la enfermedad.
- **Evaluación de las comorbilidades** [109] Esta evaluación combinada de la EPOC clasifica a los pacientes en cuatro grupos de riesgo: grupo A (bajo riesgo, poco sintomático), grupo B (bajo riesgo, más sintomático), grupo C (alto riesgo, poco sintomático) y grupo D (alto riesgo, más sintomático).

Tabla 11. Evaluación combinada de la EPOC.

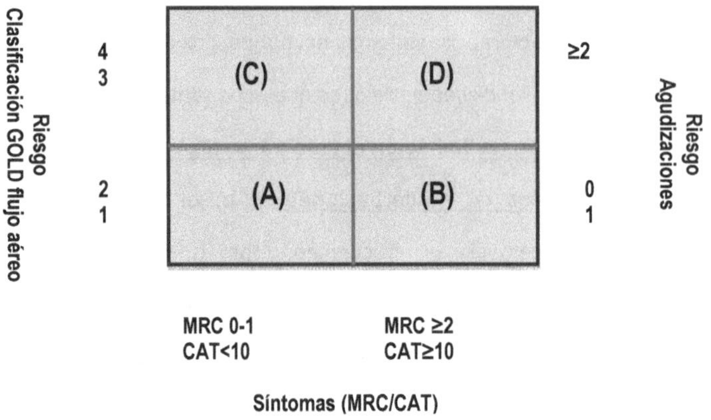

GOLD: Global initiative for Chronic Obstructive Lung Disease, MRC: medical research council, CAT: COPD assessment test.

Modificado de http://www.copdgold.org

- **Agudización de la EPOC. Impacto en la evolución de la enfermedad.**

La agudización de EPOC (AEPOC) se define como un episodio agudo de inestabilidad clínica que acontece en el curso natural de la enfermedad y se caracteriza por un empeoramiento mantenido de los síntomas respiratorios que va más allá de la variabilidad diaria. Los principales síntomas asociados son: empeoramiento de la disnea, tos, incremento del volumen y/o cambios en el color del esputo. [62]

En la actualidad sabemos que la AEPOC tiene consecuencias en diferentes niveles: económicos, estado de salud del paciente y contribuye a la progresión multidimensional de la enfermedad, condicionando su pronóstico. [110]

Los pacientes con EPOC tienen un promedio de **1 a 4 agudizaciones/año** [111] aunque existe una gran variabilidad individual. Aquellos con un FEV_1 más bajo, mayor gravedad de la enfermedad y más agudizaciones en el año previo, tienen más riesgo de AEPOC de forma más frecuente y estas son más graves. [112]

Las agudizaciones de EPOC suponen una carga asistencial, especialmente en los meses de invierno. En España representan el 10-12% del total de las visitas al médico de Atención Primaria y el 2% del total de visitas a Urgencias, siendo el 10% de los ingresos por causa médica. [113]

A nivel económico, las AEPOC suponen el 41% del total del gasto de la EPOC [61], aproximadamente unos 750-1000 millones euros/año. [114]
En un trabajo publicado por Miravitlles y col en CHEST en el año 2003 se demuestra que los grupos de pacientes con mayor obstrucción al flujo aéreo,

los pacientes "más graves", son aquellos que más gasto generan deriva de la agudización (figura 12).

Figura 12. Gasto derivado de la agudización de la EPOC según la gravedad.

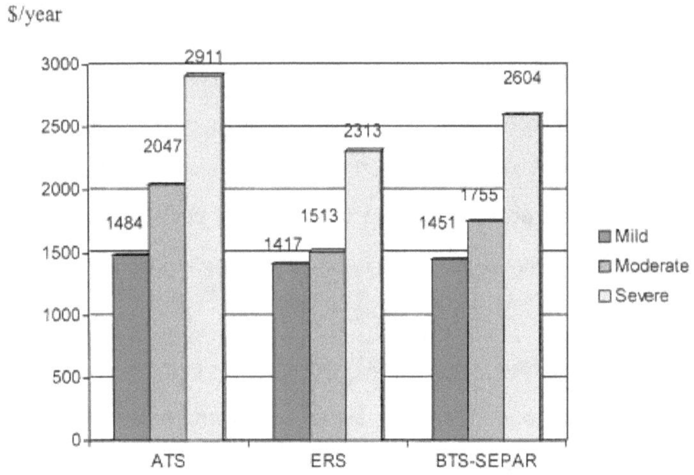

Modificado de Miravitlles M et al. CHEST 2003;123:784-91

La agudización también tiene un impacto en el paciente, con consecuencias tanto a nivel pulmonar como extrapulmonar.

Los pacientes con AEPOC frecuentes presentan peores puntuaciones en los cuestionarios de calidad de vida [115]. Las principales limitaciones que refieren los pacientes después de una agudización son la realización de las actividades de la vida diaria. La mayoría tiene la necesidad de guardar reposo e incluso realizar una vida cama-sillón [116]. El 65% de los pacientes presentan alteraciones del estado de ánimo, con pensamiento negativo o depresivo después de una AEPOC [117]. En un estudio con 169 pacientes se demostró una tendencia a los síntomas depresivos después de una AEPOC, especialmente en el grupo de pacientes con AEPOC frecuentes. [118]

Langsetmo y cols también demostraron este impacto en la calidad de vida en el grupo de pacientes con AEPOC que no ingresaron por este motivo y fueron tratados en el domicilio. En su trabajo hasta los pacientes tuvieron una disminución del 52% en puntuación de St. George. [119]

A nivel extrapulmonar, la AEPOC amplifica la respuesta inflamatoria local y sistémica [120]. Aumenta la incidencia de cardiopatía isquémica e ictus [121] y existe mayor pérdida de masa libre de grasa. [122]

La AEPOC es, también, un factor independiente de mortalidad [123]. En un estudio de seguimiento a 5 años, los pacientes que presentaban una o dos agudizaciones tenían un riesgo de mortalidad multiplicado por 2. En este estudio los pacientes hospitalizados tuvieron mayor mortalidad que los tratados de forma ambulatoria.

Por tanto, la AEPOC es un punto clave en la evolución de la enfermedad y debemos elaborar estrategias dentro del manejo del paciente con EPOC, tal y como se recoge en la Estrategia Nacional del SNS, dirigidos de forma específicas a tratarlas de forma precoz para evitar el ingreso hospitalario y las consecuencias negativas derivados de este. [124]

- **Atención domiciliaria: programas de hospitalización domiciliaria tras la agudización. Líneas estratégicas del plan Nacional de la EPOC.**

La hospitalización a domicilio (HADO) es una buena alternativa a la hospitalización convencional, en los casos seleccionados, en la AEPOC.

Se entiende por HADO un conjunto de actividades asistenciales, sanitarias y sociales desarrolladas para atender al paciente en su domicilio. [125] Estas acciones se pueden llevar a cabo desde Atención Primaria, como los programas de Cuidados Paliativos

Según estudio Delphi [126] elaborado por la consultora Bernard Krief, el 92% de los Neumólogos consultados manifestaron que las Unidades de Hospitalización a domicilio constituyen la mejor opción asistencial para los pacientes EPOC.

Las primeras experiencias en la hospitalización a domicilio fueron con estudios no controlados. Gravil y cols [127] demostraron en una población de 962 pacientes con EPOC seguidos durante 3,5 años, con un 80% de los mismos en un programas de hospitalización a domicilio con visitas periódicas por una enfermera, que la mayoría de las AEPOC pueden ser seguidos en domicilio tras una correcta valoración inicial.

Datos similares fueron confirmados por Díaz-Lobato en un estudio aleatorizado en dos grupos: HADO y asistencia convencional. La asistencia en domicilio la realizaba un Neumólogo y una Enfermera entrenada. Los pacientes del grupo HADO no presentaron más re-ingresos, ni mayor tasa de fracaso terapéutico. [128]

En 2004 se publicó un metanálisis [129] de 7 estudios controlados y aleatorizados, que demostró una eficacia en el tratamiento inicial de la AEPOC.

No se observó un aumento de los re-ingresos, ni de la mortalidad a los 2 a 3 meses de la agudización frente a la asistencia convencional.

En el estudio CHRONIC (trabajo de un año de duración realizado con pacientes con agudizaciones de EPOC en dos hospitales terciarios de Barcelona, Hospital Clínic y el Hospital de Bellvitge) se aleatorizaron a 222 pacientes en dos grupos. Los pacientes del grupo HADO fueron asignado a un equipo multidisciplinar clínico y se plantearon como objetivos: 1) reducir estancia hospitalaria, 2) realizar un terapia personalizada basada en las necesidad detectadas del paciente y 3) establecer un programa telefónico con una enfermera. Los pacientes del grupo HADO tuvieron un 48% menos de costes de ingresos frente a la asistencia convencional [130]. En el trabajo de Skwarska se demostró un ahorro de 433 días/cama/año. [131]

El Servicio de Neumología del Hospital Universitario La Princesa tiene una experiencia de más de 5 años en el desarrollo de un programa de Alta Precoz (PAPER) que ha demostrado su **coste-efectividad económica y eficacia clínica**. En el último año (diciembre 2011-abril 2012) se reclutaron 52 pacientes (35 hombres) con una edad de 74,3 años, índice de Charlson 3,12 y el 31,8% con oxígeno en domicilio. El 53,8% fueron incluidos en el programa directamente desde Urgencias y por tanto, no llegaron a ingresar. En los casos que fueron hospitalizados, la estancia media fue de 4 días. El nivel de satisfacción de los pacientes fue muy elevado.

5. Telemedicina y EPOC:

Los estudios publicados de TLM y enfermedades crónicas se han realizado fundamentalmente en pacientes con HTA, DM2 e ICC. El número de publicaciones sobre este tema ha crecido exponencialmente en los últimos años.

Figura 13. Estudios publicados sobre telemedicina y enfermedades crónicas desde el año 1990 hasta la actualidad.

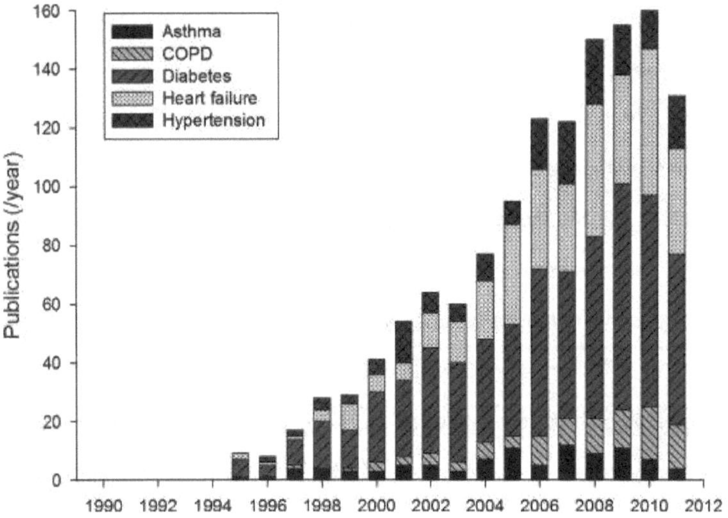

Modificado de J Telemed Telecare. 2012; 18(4): 211-20 [132]

En general los resultados publicados son favorables en la utilización de la TLM en estas patologías. Los principales resultados se resumen en la siguiente tabla:

Tabla 12. Resumen de los resultados de los estudios de telemedicina en las enfermedades crónicas más prevalentes.

	ICC	EPOC	DM2	HTA
Total ingresos	↓38±5%(↓40%) (19 estudios)	↓54±8%(↓57%) (12 estudios)	↓24±4%(↓20%) (3 estudios)	↓30%(↓30%) (1 estudio)
Ingresos/enfermedad	↓44±9%(↓45%) (9 estudios)	↓51%(↓51%) (1 estudio)	↓75%(↓75%) (1 estudio)	↓29%(↓29%) (1 estudio)
Días de "uso de cama"	↓47±10%(↓46%) (7 estudios)	↓12±27%(↓16%) (5 estudios)	↓45±11%(↓51%) (3 estudios)	-
Días de "uso de cama" por enfermedad	↓43±8%(↓53%) (5 estudios)	-	-	-
Total Urgencias	↓42±21%(↓69%) (12 estudios)	↓48±16%(↓54%) (4 estudios)	↓6±28%(↓6%) (2 estudios)	-
Urgencias por enfermedad	↓67±18%(↓67%) (2 estudios)	↓66%(↓66%) (1 estudio)	↓83%(↓83%) (1 estudio)	↓34%(↓34%) (1 estudio)
Llamadas a ambulancia	↓44%(↓44%) (1 estudio)	↓58±14%(↓58%) (2 estudios)		-
Atención domiciliaria	-	-	↓49%(↓49%) (1 estudio)	-
Visitas enfermera domicilio	↓21±41%(↓19%) (5 estudios)	↓35±9%(↓26%) (7 estudios)	-	-
Visitas paciente a MAP	↓3±54%(↓41%) (4 estudios)	↓56±15%(↓61%) (4 estudios)	↓19%(↓19%) (1 estudio)	-

ICC: insuficiencia cardíaca, EPOC: enfermedad pulmonar obstructiva crónica. DM2: diabetes mellitus tipo 2, HTA: hipertensión arterial. MAP: médico de Atención Primaria.

En la EPOC los estudios de TLM se han aplicado a:

- **Rehabilitación:** En estudio publicado por Lewis y cols [133] en 40 pacientes con EPOC moderada-grave estable, los pacientes del grupo "tele-rehabilitación" tuvieron menos visitas al médico de Atención Primaria, aunque las mismas al médico Especialista. Rühle presentó un trabajo donde monitorizó el entrenamiento de pacientes EPOC con una edad media en torno a los 70 años y una obstrucción al flujo aéreo moderada-grave (FEV_1 48.6% +/- 23.9%). En este estudio la supervisión mediante TLM consiguió que los pacientes realizaron una media de 20 minutos diarios de ejercicio físico. [134]
- **Tele-espirometría:** El grupo de Masa y cols [135] validaron la realización de la espirometría remota con asistencia de un técnico. Se incluyeron a 261 pacientes. Se demostró que la realización de

una espirometría en una Centro de Salud con una asistencia remota de un técnico especialista es una buena alternativa a la realización de la espirometría convencional. El grupo de Bonavia realizó un estudio de teleespirometría en Atención Primaria [136]. En este sentido, White también publicó datos sobre teleespirometría en Atención Primaria, mediante el envío de las pruebas por email. [137]

- **Telemonitorización:** La TLM permite el seguimiento diario de los pacientes con EPOC mediante el registro de una serie de variables, que ha sido muy amplia en los diferentes estudios: tensión arterial, frecuencia cardíaca, podómetro, espirometría, FEV_1, saturación de oxígeno, cuestionarios validados, etc., con el objetivo de detectar precozmente AEPOC e iniciar el tratamiento lo antes posible y evitar ingresos. Según la revisión de Franquet el principal parámetro monitorizado en los estudios fue la saturación de oxígeno, seguido por otros parámetros como el pico-flujo, espirometría y temperatura axilar entre otros [133,138,139]. La recepción de datos se realizó en 3 de los 5 trabajos incluidos mediante un modem [138], pulsioxímetro que mandaba los datos de forma remota [140] y en otro por video-conferencia. [141]

  Los estudios realizados han demostrado que los pacientes con EPOC tienen mejor cumplimiento que otros pacientes respiratorios de los dispositivos de TLM [139]. Aunque el trabajo de Lewis concluyó que en los pacientes con EPOC grave y muchas AEPOC era donde se demostraba mayor utilidad de la TLM y mejor cumplimiento de los pacientes, que aquellos que se encontraban en fase estable.

En una reciente revisión realizada en la Cochrane, donde se incluyeron 10 trabajos, se concluyó que [142]:

- La TLM disminuyó el número de agudizaciones que requirieron valoración en Urgencias y el número de ingresos. Los trabajos de Lewis y Koff [138,139] no encontraron diferencias en las visitas a Urgencias entre los grupos de TLM y asistencia convencional, aunque esta variable no fue un objetivo primario dentro de su estudio.
- Aumento de calidad de los pacientes, medidos por el cuestionario St. George.
- No se detectaron diferencias en la mortalidad, aunque un trabajo publicado por Steventon y cols este año [143] en una población de 3.230 pacientes con enfermedades crónicas (HTA, EPOC e ICC) se demostró una disminución en la mortalidad en el grupo TLM. En el trabajo de Vitacca también se observaron diferencias en la mortalidad entre los grupos aunque estas no fueron significativas. [140]

En los trabajos de Vitacca y Sorknaes [140,141] el grupo de pacientes de TLM tuvo un mayor tiempo "libre de enfermedad" según la curva de Kaplan-Meier que el grupo de asistencia convencional.

Cuando se analiza la satisfacción del paciente con los programas de TLM, estos refieren estar satisfechos y percibir que estas intervenciones son beneficiosas para su salud. [133,138,141]

A pesar de estos buenos resultados son necesarios más estudios metodológicamente bien diseñados [144]. El problema fundamental en estos trabajos es que la "población EPOC" reclutada es muy amplia y los dispositivos de monitorización muy diferentes, lo que dificulta generalizar conclusiones.

Tabla 13. Datos sobre calidad de vida en los diferentes trabajos de telemedicina incluidos en la revisión sistemática publicada por Franquet et al. [139]

Autor, año	N	Diseño	Medidas	Telemedicina	Asistencia convencional	p-valor
Koff y cols, 2008	40	ACT	St. George	-10.3	-0.6	0.018
Lewis y cols, 2010	40	ACT	St. George, EuroQOL-5D, HAD			0.83 0.70 0.64

EuroQOL-5D: cuestionario genérico de calidad de vida; HAD: cuestionario de ansiedad y depresión; St. George: cuestionario de calidad de vida específico en la EPOC.

Existen pocos estudios centrados en población con EPOC y obstrucción grave, pero ninguno en pacientes con múltiples comorbilidades y limitaciones de la vida diaria.

Los trabajos de Vitacca y cols [140] en pacientes con $\%FEV_1$ medio del 40% y De Toledo [146], con $\%FEV_1$ de 42%, demostraron una disminución del número de ingresos y del porcentaje de re-ingresos en el grupo de TLM. En el trabajo De Toledo, aunque sin llegar a ser significativo (p=0,62), la mortalidad fue menor en el grupo TLM.

Entre las diferentes variables analizadas en las publicaciones de TLM y EPOC (tabla 12) sólo en el 33% de los casos se estudió la viabilidad económica. Los estudios de coste-efectividad son básicos para la implantación de programas de TLM. Los trabajos publicados a este respecto [147] muestran un ahorro en el grupo TLM frente al de asistencia convencional. A pesar de la inversión económica inicial, el gasto se amortiza a largo plazo especialmente mediante el ahorro de ingresos hospitalarios y desplazamientos.

Los principales retos futuros que debemos afrontar con los programas de TLM, que se desarrollará con mayor profundidad en la discusión, son:

- Elaboración de programas estables con un número importante de pacientes y no "programas piloto".
- Selección de pacientes. Muchos de los pacientes incluidos en programas de TLM son pacientes de edad avanzada y la valoración de la situación cognitiva es básico para tomar la decisión de incluir al paciente en este programa. Debemos seleccionar individualmente cuál es la mejor intervención que podemos realizar en cada paciente. [53]
- Combinar la telemedicina con la asistencia convencional.
- Estudios de viabilidad económica.
- Manejo de la información generada.
- Equipos multidisciplinares: "Enfermera gestora de caso". El estudio de Sorknaes demostró que la asignación de una enfermera que mantenía un contacto con el paciente mediante video-conferencia y al que el paciente podía llamar fue un factor protector para evitar el reingreso en este grupo de pacientes. [141]
- Impacto en el cuidador de los programas de telemedicina.

ii. Telemedicina y otras enfermedades respiratorias:

El uso de la TLM también se ha aplicado a otras enfermedades respiratorias. Brevemente resumiremos las principales publicaciones en las patologías más relevantes: apnea del sueño, asma, tabaco e insuficiencia respiratoria.

A. Síndrome de apnea del sueño (SAHS):

Las publicaciones a este respecto se han centrado en la utilización de los recursos de la TLM para la titulación remota de la CPAP (presión continua en la vía aérea). El grupo de Fox ha publicado recientemente un estudio en pacientes con SAHS, donde demuestra de forma estadísticamente significativa que el grupo de titulación mediante TLM tuvo mejor adherencia que el grupo titulado mediante auto-titulación [148]. Parikh demostró que la adherencia a la CPAP y horas de utilización fue la misma en pacientes que fueron valorados en consulta presencial o mediante TLM. [149]

B. Asma:

La TLM en el asma mejor el manejo individual de la enfermedad y es clave la realización de programas que incluyan técnicas de educación y autocuidado [150].El seguimiento mediante control telefónico no parece rentable en este grupo de paciente según un reciente estudio publicado por Ryan y cols [151]. De la misma forma la monitorización del FEV_1 en niños asmáticos graves por TLM no reduce el número de agudizaciones. [152]

En una revisión de la Cochrane del año 2011, los autores concluyeron que la TLM tenía un impacto en reducir los ingresos por agudización asmática pero sólo en el grupo de pacientes más graves, sin encontrar un impacto en la calidad de vida de los pacientes. [153]

C. Tabaco:

Se han publicado programas de deshabituación tabáquica basados en el seguimiento telefónico. Independientemente de esta fórmula el éxito de la cesación del hábito se vio influido por una serie de factores: dependencia a nicotina, trastornos psiquiátricos y soporte social. [154]

D. Insuficiencia respiratoria:

En este sentido el grupo de Vitacca publicó una serie de 396 pacientes con insuficiencia respiratoria crónica (78% ventilados en domicilio) y los siguió durante 5 años. Durante este seguimiento el tiempo del médico dedicado a la TLM disminuyó y aumentó el de la enfermera, ahorrando el 39% de los costes. El 11% de los pacientes fallecieron durante el seguimiento. El periodo de mejor adherencia fue el invierno. [155]

La TLM también ha demostrado su utilidad en la atención de pacientes en áreas rurales, alejadas de un centro hospitalario de referencias y en la asistencia de pacientes traqueostomizados o en el seguimiento de pacientes críticos [156], entre otras aplicaciones.

Tabla 14. Resumen de estudios de telemedicina realizados en pacientes con EPOC y principales resultados.

Autor (país)	Año	Estudio	n	Tiempo	Ingresos	Ocupación de camas	Urgencias	Llamadas a ambulancias	Visitas domicilio	Visitas al MAP
NHS Direct and NHS SE Essex (UK) [157]		Estudio no controlado, pre-post	53	4 meses	↓83%	-	↓75%	↓72%	↓12%	↓56%
NHS Durham (UK) [158]		Estudio no controlado, pre-post	12	Desconocido	-	↓38%	-	-	↓26%	↓16%
NHS Leeds (UK) [159]		Estudio no controlado, pre-post	43	6 meses	↓10%	↓16%	↓8%	-	↓20-25%	-
Paré et al (Canadá) [160]		Estudio experimental	19	6 meses	↓83%	↑85%	-	-	↓44%	-
De Toledo et al (España) [146]	2006	Estudio aleatorizado-controlado	67	12 meses	↓32%	-	↓33%	-	-	-
Trappenburg et al (Suecia) [161]	2008	Estudio prospectivo	59	6 meses	↓13%	↓12%	-	-	-	-
Vontetsianos et al (Grecia) [162]	2005	Estudio pre-post	41	9 meses	↓84%	↓79%	-	-	-	-
Rosenblum et al (USA) [163]	2004	Estudio no controlado. Estudio prospectivo. Incluyó a pacientes con ICC, HTA y DM2	707	27 meses	↓51%	-	↓66%	-	-	-
Darkins et al (USA) [164]	2008	Estudio pre-post. Incluyó a pacientes con ICC, HTA y DM2	1.963	6 meses	↓21%	-		-	-	-
Vitacca et al (Italia) [140]	2009	Estudio aleatorizado-controlado	101	12 meses	↓36%	-	↓71%	-	-	↓65%
Ontario TelehomecareProgramme (Canadá) [165]	2011	Revisión sistemática.	813	4 meses	↓64%	-	↓74%	-	-	-

Capítulo 2- Hipótesis y objetivos

HIPÓTESIS Y OBJETIVOS

HIPÓTESIS

Hipótesis conceptual:

La telemonitorización domiciliaria (TLMD) en pacientes con enfermedad pulmonar obstructiva crónica (EPOC) en fase avanzada de la enfermedad mejora el seguimiento de la enfermedad y permite detectar las agudizaciones en fases precoces e iniciar un tratamiento tempranamente con lo que se mejoraría la evolución y se reduciría el ingreso hospitalario.

- **Hipótesis operativa:**

La TLMD es eficaz en la detección precoz de agudizaciones cuando el paciente realiza una medición diaria, todos los días de la semana, de la frecuencia cardíaca, saturación de oxígeno, tensión arterial y tres veces por semana del pico-flujo.

- **Hipótesis estadística:**

Hipótesis nula: En pacientes EPOC avanzada, la TLMD mejora el seguimiento de la enfermedad y disminuye las visitas a Urgencias e ingresos hospitalarios comparados con la asistencia convencional.

Hipótesis alternativa: En pacientes EPOC avanzada, la TLMD no mejora el seguimiento de la enfermedad, ni disminuye las visitas a Urgencias e ingresos hospitalarios comparados con la asistencia convencional.

OBJETIVOS

Objetivo primario:

- Evaluar la efectividad del sistema de telemonitorización, medido como número de agudizaciones que requieren que el paciente acuda a Urgencias, ingresos hospitalarios derivados de la agudización de EPOC y exitus durante el periodo del estudio.

Objetivos secundarios:

- Evaluar el impacto del programa de TLM sobre las puntuaciones de los cuestionarios de calidad de vida realizados (St. George, CAT, EuroQol).
- Describir las actuaciones de la centralita de triaje.
- Analizar los problemas técnicos del sistema de TLM.
- Analizar la satisfacción y la adherencia de los pacientes que utilizan TLM.
- Evaluar la aceptación de la TLM por los profesionales sanitarios.
- Analizar las causas de agudización de EPOC no detectadas por el sistema de telemonitorización.
- Analizar las causas de "alerta clínica" no debidas a la agudización de EPOC.
- Analizar las causas de abandono o rechazo de los pacientes para participar en el estudio.

Capítulo 3- MATERIAL Y MÉTODOS

1. Grupo PROMETE

PROMETE son las siglas de "Proyecto Madrileño de EPOC Telemonitorizado". El grupo de investigación al inicio del estudio estuvo compuesto por:

- Servicio de Neumología
- Atención Primaria: Coordinadores responsables de los Centros de Salud del "grupo TLM".
- Director de Continuidad Asistencial
- Servicio de Documentación Médica e Investigación
- Trabajadora Social Neumología
- Servicio de Fisioterapia
- Linde HealthCare

Se programaron reuniones mensuales presenciales donde se presentaron los resultados del estudio y discutieron problemas técnicos o asistenciales detectados.

Previamente durante la fase de reclutamiento y preparación del protocolo las reuniones fueron quincenales y se aprobaron los cuestionarios que se debían realizar durante el estudio y los sistemas de clasificación de la gravedad de la AEPOC, vías de comunicación entre las distintas partes y los protocolos de actuación.

2. Diseño del estudio.

Realizamos un ensayo clínico en el Servicio de Neumología del Hospital Universitario La Princesa (HULP) y los Centros de Salud (CS) de su influencia. Se asignaron a los paciente a un grupo u otro (telemedicina vs asistencia convencional, AC) según el CS al que pertenecían (**asignación por centro**).

Los pacientes de los CS de **Goya, Montesa, Lagasca y Castelló** se asignaron al "grupo TLM" y el resto de pacientes al "grupo de AC".

Los pacientes incluidos en el estudio cumplieron los siguientes criterios de inclusión: 1) todos los pacientes del estudio realizaban seguimiento habitual por el servicio de Neumología del HULP y los CS de su área de influencia; 2) firmar el consentimiento informado (anexos 3 y 4); 3) diagnóstico previo de EPOC, según los criterios de la GOLD [6], con una obstrucción grave o muy grave al flujo aéreo (FEV_1<50%); 4) episodio por agudización de EPOC durante el periodo 1 de enero del 2010 hasta 31 de julio del 2011; 5) edad mayor o igual a 50 años; 6) oxigenoterapia crónica domiciliaria; 7) no hábito tabáquico, al menos en los 6 últimos meses, medido con un porcentaje de carboxihemoglobina en la gasometría arterial ≤2%.

Se excluyeron a: 1) todos los pacientes que no cumplieron alguno de los puntos anteriores, 2) o formaban parte de un programa de cuidados paliativos por su enfermedad pulmonar u otra patología, 3) o se encontraban institucionalizados o en situación de exclusión social.

El estudio fue aprobado por el Comité de Ética (CEIC) del Hospital Universitario de La Princesa (número de estudio 1819) (Anexo 1).

3. Variables recogidas:

a. Primera visita clínica:

Se realizó una visita en el domicilio del paciente donde se le explicó de nuevo en qué consistía el proyecto y se firmó el consentimiento informado, por parte del paciente y/o su cuidador primario informal. Durante esta primera visita se recogieron una serie de datos que se detallan a continuación:

- **Demográficos**: Edad, sexo, estado civil, composición del hogar, actividad laboral (activo, jubilado, incapacitado por la enfermedad), nivel de estudios (analfabeto, primarios, secundarios, universitarios).
- **Vida basal**: Movilidad (pasea por domicilio, sale a la calle, vida cama-sillón, encamado), oxigeno domiciliario (OCD), cuidador, rol del cuidador (familiar, cónyuge, profesional), disnea (según escala de la MRC), índice de Barthel.
- **Clínicas**: Comorbilidades, índice de Charlson, número de fármacos que toma en un día.
- **EPOC**: volumen espiratorio forzado en el primer segundo (FEV_1) post-broncodilatador, OCD, índice de BODEx, ingresos por agudización en el año previo (ingreso por acidosis respiratoria con necesidad de ventilación mecánica no invasora, VMNI), tratamiento para la EPOC, índice paquete-año (IPA), ventilación en domicilio.
- **Cuestionarios de calidad de vida relacionados con la salud (CVRS):** genéricos (euroQol-5D) y específicos (CAT y St. George).
- **Cuestionario de depresión y ansiedad (Goldberg).**

Las características de los cuestionarios utilizados se explican en el apartado "medidas de resultado".

b. Telemonitorización.

Los parámetros telemonitorizado se recogieron usando los siguientes dispositivos (anexo2): espirómetro y pulsioxímetro con capacidad para ser medidor de frecuencia cardíaca (Spirotel®, MIR) y tensiómetro (A&D, modelo UA-767 BT). Los datos se enviaban vía modem utilizando la línea de teléfono del paciente (Tele-Modem™, Aerotel Medical Systems). Tele-Modem™ es un sistema multi-parámetro fácil de utilizar, que puede recibir y transmitir simultáneamente los datos de los device utilizados para la monitorización al centro “Medical ParametersMonitoring (MPM)”. Tele-Modem™ utiliza una batería externa y está diseñado para recibir datos mediante bluetooth.

La instalación de los dispositivos se realizó en el domicilio del paciente y este solo tenía que apretar el botón “Start” para activar la transmisión de los datos. El equipo disponía una memoria interna para el almacén los datos registrados y la transferencia de los mismos se realizaba de forma automática en el tiempo programado al inicio del estudio, en nuestro caso 20 minutos, disminuyendo así el error humano.

En la visita a domicilio de la enfermera para la instalación de los dispositivos se llevó a cabo un minucioso entrenamiento de los pacientes/cuidadores en el uso de los equipos. Se facilitó a cada paciente un manual de uso de cada uno de los dispositivos y se realizó una “prueba de uso” para comprobar que el paciente/cuidador había entendido el correcto funcionamiento del sistema.

Figura 14. Dispositivos utilizados para la telemonitorización durante el estudio PROMETE.

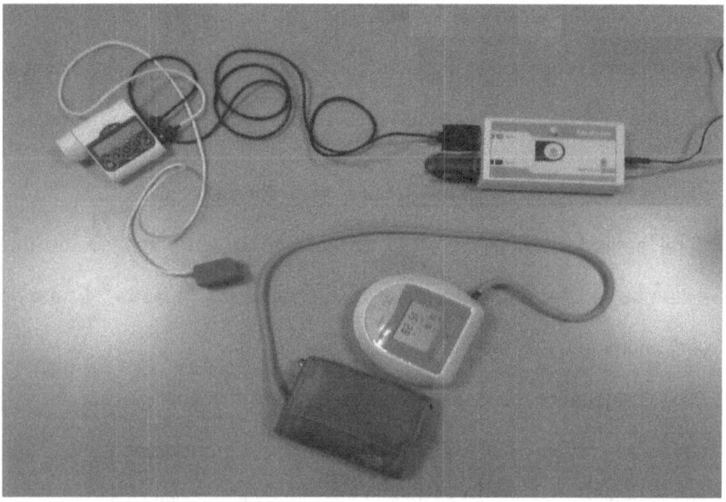

<u>Transmisión de las mediciones a la centralita:</u>

- Datos almacenados pendientes de envío: una vez que el telemodem había detectado que hay información pendiente de enviar procede a establecer comunicación con la centralita para entregarla.
- El proceso de comunicación telefónica con el telemodem se puede resumir en los siguientes pasos:
    a. Primero descolgaba la línea y encendía en verde la luz indicadora de línea telefónica.
    b. Si estaba configurado de esa manera, comprobaba si estaba presente el tono de marcado antes de proceder a realizar la llamada.
    c. Era recomendable configurar este aparato para evitar que si otra persona o dispositivo estaba utilizando la línea de teléfono el telemodem empezase a marcar sin comprobar

antes si la línea estaba libre y en disposición de poder hacer una llamada.

- Se realizaba la llamada a un número 900 para que no exista coste para el paciente.

Proceso de comunicación de los datos al servidor de datos:

- Si el servidor descolgaba y se conectaban los módems de los dos extremos se intercambiaban los datos de número de paciente, número de serie, número de firmware, etc.
- Posteriormente se mandaban los datos de tensión arterial.
- Luego se transmitían los datos del espirómetro/pulsioxímetro y una vez que se confirmaba su recepción se borraban de estos dispositivos.
- Finalmente se ponía en hora el telemodem en base a la hora del servidor de la centralita.

Confirmación de transmisiones satisfactorias y/o control de errores:

- Si no había habido ningún error de transmisión el telemodem emitía dos pitidos cortos.
- Si había habido error, se encendía en rojo la luz indicadora de línea telefónica y se emitía un pitido durante 10 segundos.
- Si la llamada no había podido ser realizada por falta de tono de marcado o por un error de conexión, esta se reintentaba un número de veces (normalmente se configuraba a 5 veces), con una pausa entre cada intento (normalmente se configuraba a 60 segundos).
- Tras este número de reintentos, el telemodem dejaba de intentar realizar la llamada hasta que recibía un nuevo estímulo para enviar datos:

recepción de medida del tensiómetro, activación periódica, pulsación del botón del telemodem o aparición de nuevos datos registrados en el espirómetro/pulsioxímetro (según configuración). Bajo estas circunstancias se volvía a realizar un ciclo completo de intentos de llamada.

Configuración de la transmisión de mediciones:

- La secuencia de la transmisión de las mediciones es la siguiente:
  - Cadencia de la transmisión de las mediciones: el telemodem disponía de distintos parámetros de configuración para personalizar el modo en que se quería que funcionase de cara al envío de datos.
  - Con el conjunto de sensores utilizados en este caso, básicamente hay dos opciones de funcionamiento:
    - ***Margen de tiempo limitado para completar todas las medidas:***
      - Al recibir el dato del tensiómetro, el telemodem activaba un intervalo de tiempo durante el cual esperaba para dar una oportunidad a que se realizasen las otras medidas y así poder mandarlas todas juntas en una sola llamada.
      - Este tiempo es configurable hasta 99 minutos.
      - Hasta que no finalizaba dicho tiempo no se realizaba la llamada, independientemente que durante este intervalo se realizase ninguna, una o muchas mediciones.

- La principal ventaja de esta opción era el ahorro de costes de llamada.
- Las desventajas son:
    - El retraso de la llamada.
    - La criticidad en la elección del tiempo de espera.

Esta opción de envío de datos fue la utilizada en nuestro estudio.

- ***<u>Envío inmediato de cada medida:</u>***
    - El telemodem estaba comprobando continuamente si se había realizado alguna nueva medición en el espirómetro/tensiómetro y realizará una llamada en cuanto detecte que hay algún dato nuevo.
    - Igualmente realizaba una llamada al recibir un dato del tensiómetro sin esperar a la llegada de más datos.
    - La ventaja de esta opción era que las mediciones se enviaban sin ningún retraso.
    - La desventaja era que se realizará una llamada por cada medición que se realizaba.

c. Seguimiento clínico de la muestra.

Durante el seguimiento de los pacientes de ambos grupos (TLM y AC) se recogieron datos relativos a la "actividad clínica" durante el periodo del estudio (octubre 2011 hasta mayo 2012). Los datos registrados fueron:

- Número de visitas a Urgencias hospitalarias por agudización de EPOC.
- Número de Observaciones por agudización de EPOC y días de estancia en la Observación.
- Número de Ingresos hospitalarios por agudización de EPOC y días de ingreso hospitalario.
- Necesidad de ventilación mecánica no invasora (VMNI) por agudización de EPOC.
- Ingreso en la Unidad de Cuidados Intensivos por la agudización de EPOC. Necesidad de intubación orotraqueal.
- Fallecimientos durante el estudio y causas (secundarias a EPOC o por otras causas).
- Visitas a Urgencias e Ingresos hospitalarios por "otras causas".

En el caso de los pacientes del **"grupo TLM"** se recogieron también datos de la actividad realizada en relación con las **"alertas rojas"** detectadas por telemonitorización:

- Número de "alertas rojas" (AR): número de AR secundarias a agudización de EPOC y número de AR secundarias a otras causas.

- Clasificación de gravedad de la AR por agudización de EPOC y acciones clínicas realizadas: asistencia telefónica, en domicilio o en Urgencias.
- AR secundarias a EPOC no detectadas por telemonitorización.

d. Fin del estudio.

Al finalizar el estudio se procedió a la retirada de los dispositivos del domicilio del paciente y se repitieron los cuestionarios de CVRS, índice de Barthel y test de Goldberg que se realizaron en la primera visita clínica.

En los pacientes del "grupo TLM" se efectuó además un cuestionario de satisfacción sobre el sistema de TLM (anexo 16).

e. Abandono.

Cuando el paciente expresaba su deseo de abandonar el estudio la centralita de triaje le realizaba dos cuestionarios (test de Goldberg y el cuestionario clínico del estudio) para descartar causas médicas de desmotivación (depresión o agudización de EPOC) y tratarlas. Posteriormente la centralita intenta un proceso de motivación, donde se explicaban los potenciales beneficios de la telemonitorización (anexo 5).

Si el paciente no quería volver al estudio se avisaba al NML responsable del estudio que llamaba telefónicamente al paciente y certificaba la baja.

Figura 15. Algoritmo de actuación cuando un paciente solicitaba abandonar el estudio.

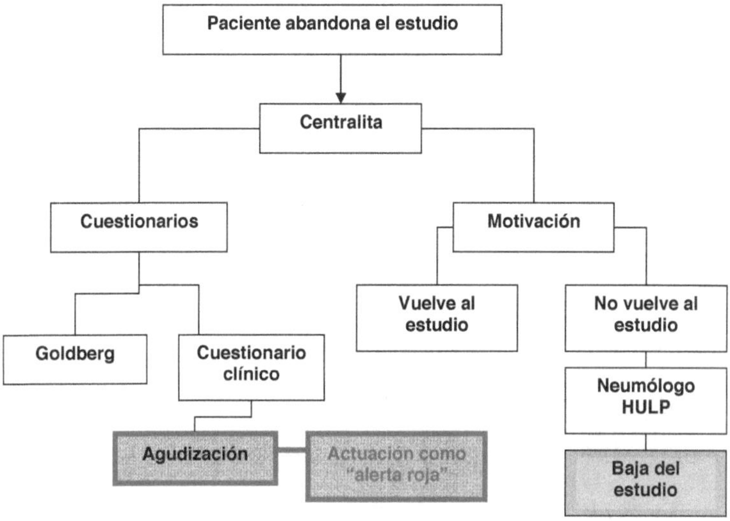

4. Coordinación con Atención Primaria.

Los pacientes del "grupo TLM" pertenecían a cuatro Centros de Salud (CS): Goya, Montesa, Castelló y Lagasca. En cada uno de los CS se identificó un coordinador con el que nos comunicábamos directamente cuando un paciente de su centro sufría una alerta clínica vía email. Además el sistema de historia clínica electrónica del HULP (**Nostradamus**) permitía visualizar a los médicos de Atención Primaria los informes realizados por el NML en la atención de la agudización de EPOC.

El **Director de Continuidad Asistencial** del Hospital Universitario La Princesa fue "la figura" que sirvió de nexo de comunicación directa para otra cuestiones no relacionadas directamente con las alertas clínicas entre Atención Primaria y Neumología.

5. Grupo control.

Los pacientes del grupo control recibieron asistencia sanitaria convencional y no se les realizó ninguna actividad asistencial adicional de telemonitorización.

Se realizó una primera visita clínica por el NML del estudio, en el domicilio del paciente, donde se explicó el estudio y se recogieron los mismos cuestionarios que los pacientes del "grupo TLM".

Durante los 7 meses del estudio, se realizó una llamada telefónica para recoger datos relativos al número de agudizaciones, ingresos hospitalarios, visitas a Urgencias, tratamiento pautado en caso de agudización de EPOC.

Al final del estudio, se repitió una nueva entrevista clínica donde se realizaron los mismos cuestionarios que en la primera visita clínica para evaluar la evolución de los resultados.

6. Plataforma de telemedicina:

a. Protocolo de telemedicina.

El Servicio para pacientes con EPOC funcionaba del siguiente modo: el paciente realizaba las medidas (tensión arterial, saturación de oxígeno, temperatura, frecuencia cardíaca y pico-flujo) en su domicilio, siguiendo las condiciones establecidas (Anexo 6), y se enviaba la información a través de un módem, utilizando la línea telefónica como una llamada, que era gratuita para el paciente.

El paciente realizaba las mediciones todos los días (de lunes a domingo) a la misma hora, en reposo, tras la administración de la medicación y con el oxígeno puesto los pacientes que lo tuviesen pautado. Las mediciones del pico-flujo se realizaban los lunes, miércoles y viernes de cada semana.

El día de inicio del estudio los pacientes realizaban las medidas iniciales de todos los parámetros bajo supervisión del personal de enfermería que realizaba las instalaciones de los equipos y la formación del paciente. Los valores obtenidos en estas medidas se tomaron de referencia (parámetros basales) para cada paciente y las alertas, que sirvieron para detectar una agudización, se activaron por una alteración fuera del rango de estos valores de referencia.

El paciente inició el estudio en una situación de estabilidad, al menos 15 días desde la última agudización. Si el paciente se encontraba en fase de agudización se pospuso su entrada en el estudio hasta el fin de esta.

La información se recibía en la centralita a través de una aplicación de triaje. La aplicación funcionaba como un sistema de semáforos:

- **Rojo: "alerta clínica"**, se estableció una puntuación para cada uno de los rangos de caída establecidos para cada valor, que permitía finalmente clasificar la gravedad de la agudización.
- **Ámbar: "alerta técnica".** Significaba que las medidas no se habían realizado o no se habían medido. Podía derivar en una "alerta clínica".
- **Verde.** Significaba que las medidas se habían realizado y se encontraban dentro de los límites predefinidos.

A partir de los datos recogidos y la activación o no de las alertas, la centralita actuaba del siguiente modo:

Señal verde

Cuando las mediciones se habían realizado y se encontraban dentro de los límites predefinidos la centralita no realizaba ninguna acción y emitía un informe de actividad.

<u>Señal ámbar ("Alerta técnica")</u>

Las mediciones no se habían realizado o no se habían recibido. Desde la centralita se realizaba una llamada para verificar si el paciente había realizado o no las medidas.

Si el paciente no había realizado sus medidas se le administraba un cuestionario para saber el motivo:

- **<u>Ausencia del domicilio</u>**: la centralita rellenaba el formulario de incidencias y le indicaba al paciente que realizara las mediciones.

- **<u>Desmotivación del paciente</u>**: la centralita iniciaba un proceso de motivación al paciente. En caso que el paciente quisiera continuar con la monitorización, la centralita rellenaba el formulario de incidencias y le indicaba al paciente que realizara las mediciones.

  Si este proceso de motivación no resultaba efectivo, la centralita llamaba al médico del servicio de Neumología del HULP y éste iniciaba otro proceso de motivación. El resultado de esta acción podía ser la continuidad o el abandono del paciente del estudio. En caso de continuidad, el médico le indicaba al paciente que realizara las mediciones lo antes posible y lo comunicaba a la centralita, por email y de manera inmediata, para que se rellenara el cuestionario de incidencias.

- **<u>Mediciones no recibidas pero realizadas:</u>** Si el paciente había realizado las medidas pero estas no se habían recibido, éste repetía las medidas bajo la asistencia telefónica de la centralita. Si las medidas nuevamente no se recibían, la centralita administraba el cuestionario de conexiones correctas. Si las conexiones no eran correctas, la centralita llamaba al técnico y se activaba el proceso de asistencia técnica a domicilio.

- **Mala situación clínica:** Si el paciente no había realizado las medidas por mala situación clínica, se solicitaba que realizase de nuevo las mediciones en ese momento. Actuando según el valor de los parámetros recibidos.

Señal roja ("Alerta clínica")

Si alguna de las medidas excedía los límites preestablecidos, la centralita llamaba al paciente y se administraba un cuestionario clínico estructurado en tres bloques:

- Bloque I: preguntas dirigidas a despistaje de síntomas EPOC.
- Bloque II: preguntas dirigidas a despistaje de síntoma de insuficiencia cardiaca.
- Bloque III: preguntas dirigidas a la toma correcta de fármacos.

Cuando la centralita disponía de toda la información contactaba con el NML del HULP (de lunes a viernes de 10:00 a 17:00 horas) y le remitía la información vía email.

Si el paciente realizaba más de una medida al día, fuera de esta horario, y se activaba una alerta roja, esta no se atendía hasta el día siguiente. En el caso del **fin de semana**, el NML responsable del estudio realizaba un cribado de los datos recibidos durante este periodo, si se producía una señal roja se ponía en contacto con el paciente y se actuaba según la gravedad de la misma.

Dado que en el momento de inicio del estudio no existía evidencia científica que nos permitiese clasificar con los datos telemonitorizados la gravedad de la agudización de los pacientes EPOC con obstrucción **muy grave al flujo aéreo**, decidimos establecer un sistema de puntación basado en una serie de parámetros objetivos (color esputo, pico-flujo, temperatura, disnea MRC, fiebre, $SatO_2$), en función de los cuáles se clasificaba la agudización en moderada (>6 puntos), grave (6-9 puntos) o muy grave (> 9 puntos), estableciendo el sistema de actuación de respuesta clínica en relación a esta puntuación.

Figura 16. Protocolo de actuación ante "señal roja".

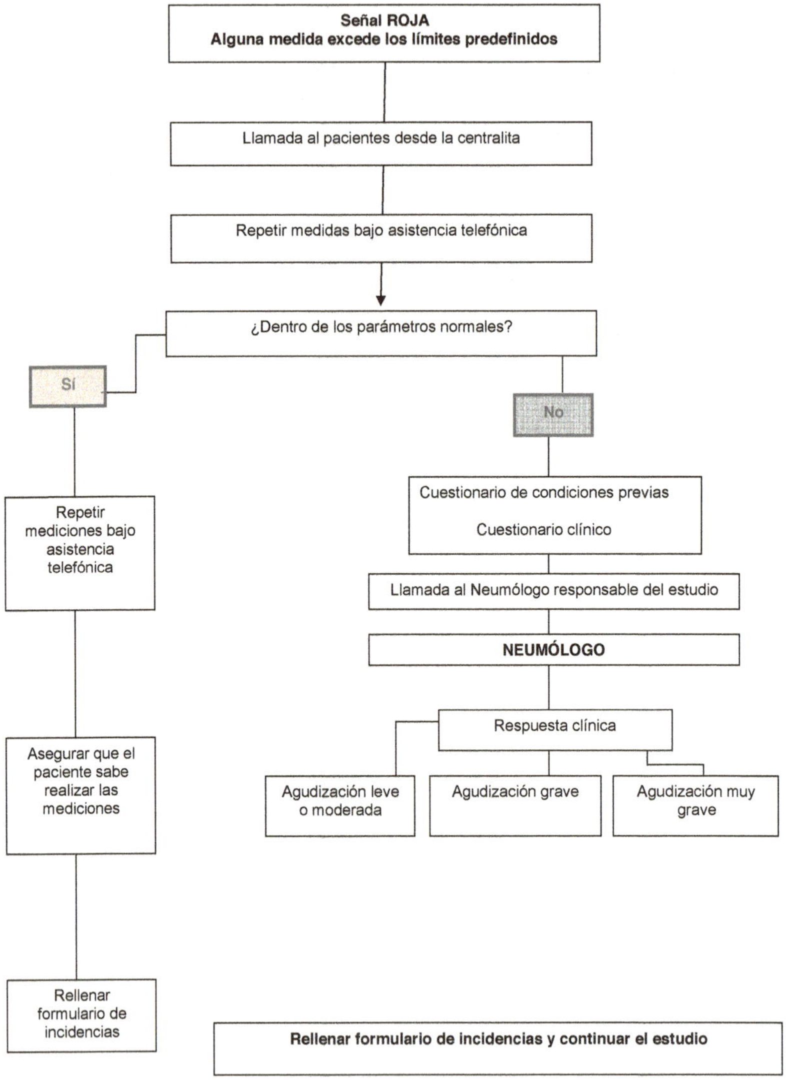

b. Centralita de triaje.

La centralita de triaje estaba formada por dos enfermeras especializadas en proyectos de TLM que pertenecían a Linde Healthcare. Los datos se recibían de forma remota y eran triados en un primer paso por ellas actuando como un sistema de semáforos (verde- "todo es correcto", amarillo- "datos no recibidos, alerta técnica", rojo- "alerta clínica").

Las principales funciones de la centralita durante el estudio fueron:

- Entrenamiento en la utilización de los dispositivos de telemonitorización.
- Recepción y análisis de los datos de TLM.
- Cribaje de las "alertas rojas" recibidas.
- Avisar al NML del estudio en caso de agudización de EPOC, realizando previamente cuestionario clínico.
- Resolución de problemas técnicos.
- Resolución de dudas de los pacientes sobre utilización de dispositivos.
- Acciones de motivación en caso que el paciente quiera abandonar el estudio.

c. Alerta clínica:

i. Clasificación de la gravedad de la agudización.

La AEPOC se clasificó en función de la puntuación de una serie de parámetros, algunos referidos telefónicamente por el paciente y otros objetivos recibidos por telemonitorización. Este sistema de clasificación no está validado por la literatura científica y fue aprobado por el comité multidisciplinar (Neumología, Atención Primaria, Fisioterapia, Unidad Metodológica Hospital Universitario La Princesa) del estudio PROMETE durante las primeras reuniones del mismo.

La tabla utilizada para la clasificación es la que se muestra a continuación:

Tabla 15. Tabla utilizada para clasificar la gravedad de la agudización de la EPOC.

	0 puntos	1 punto	2 puntos
Color esputo	Blanco	Amarillo	Verde-marrón
Pico-flujo	>50%	50-30%	<30%
Temperatura (ºC)	<37,2	37,2-38 (distermia)	>38 (escalofríos)
Disnea (MRC)	I-II	III	IV
Taquipnea	<20	20-25 (habla entrecortada)	>25 (incapaz de hablar por fatiga)
$SatO_2$ (%caída)	<5%	5-7%	>7%

ºC: grados Celsius, MRC: medical Research council.

Si la puntuación final fue menor de 6 puntos consideramos la agudización como moderada, grave entre 6-9 puntos y muy grave > 9 puntos. En función de esta clasificación se realizaron las actuaciones clínicas posteriores: recomendaciones telefónicas, visita domiciliaria o valoración en Urgencias.

ii. Respuesta clínica.

Los resultados de los parámetros funcionales y la respuesta a los cuestionarios enviados vía email, fueron valorados por el NML responsable del estudio que iniciaba el proceso de respuesta clínica.

Las acciones derivadas dependían de la gravedad clínica del proceso. En nuestro estudio se clasificó la gravedad como hemos visto en el apartado anterior, en función de esto actuábamos del siguiente modo:

- **<u>Agudización moderada</u>**

Cuando se clasificaba la agudización como moderada, el NML del HULP se ponía en contacto telefónico con el paciente y se realizaban recomendaciones médicas basadas en la información entregada al paciente y al cuidador en la primera visita clínica. Si se considera indicado pautar tratamiento médico, se realizaban las correspondientes recetas y se solicitaba al cuidador del paciente que se desplazase a la secretaría del Servicio de Neumología del HULP para recogerlas.

Se realizaba seguimiento mediante telemonitorización durante 24-48 horas. Si el paciente mejoraba se continuaba con el tratamiento pautado, si empeoraba se derivaba al paciente al MAP. Previamente, cuando se detectaba la agudización moderada se informaba vía email al MAP responsable y cuando tenía que ser derivado a su CS se informaba telefónicamente de dicha derivación.

Figura 17. Protocolo de actuación ante la agudización moderada.

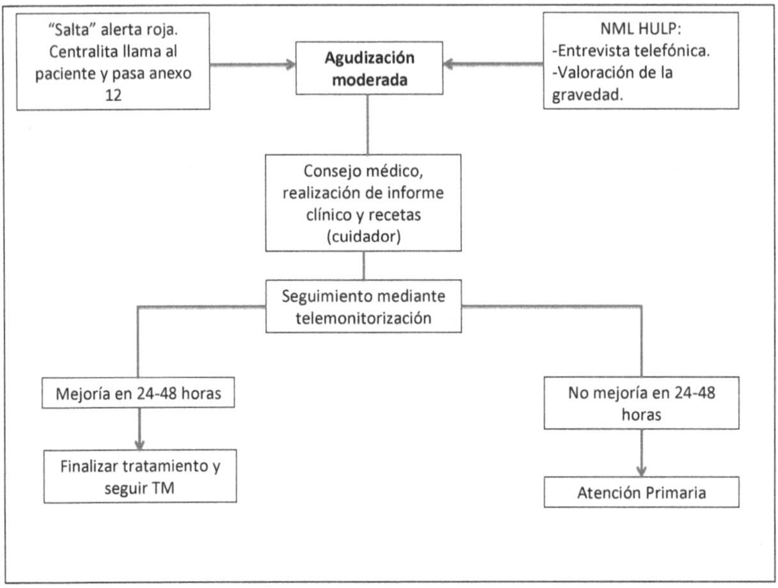

- **Agudización grave**

Cuando se detectaba una agudización grave, el NML responsable del estudio acudía al domicilio del paciente donde se realizaba una valoración clínica y se pautaba el tratamiento médico correspondiente.

Se realizaba un seguimiento mediante telemonitorización y entrevista telefónica a las 24-48 horas, si el paciente presentaba mejoría clínica se finalizaba el tratamiento médico pautado y se derivaba, según el criterio clínico del NML responsable del estudio, a consultas de Neumología o al MAP para seguimiento.

Si el paciente no presentaba mejoría clínica se derivaba a Urgencias del HULP. Previamente se informaba, vía telefónica, al NML de guardia de la derivación del paciente a Urgencias para su valoración.

Figura 18. Protocolo de actuación ante una agudización grave.

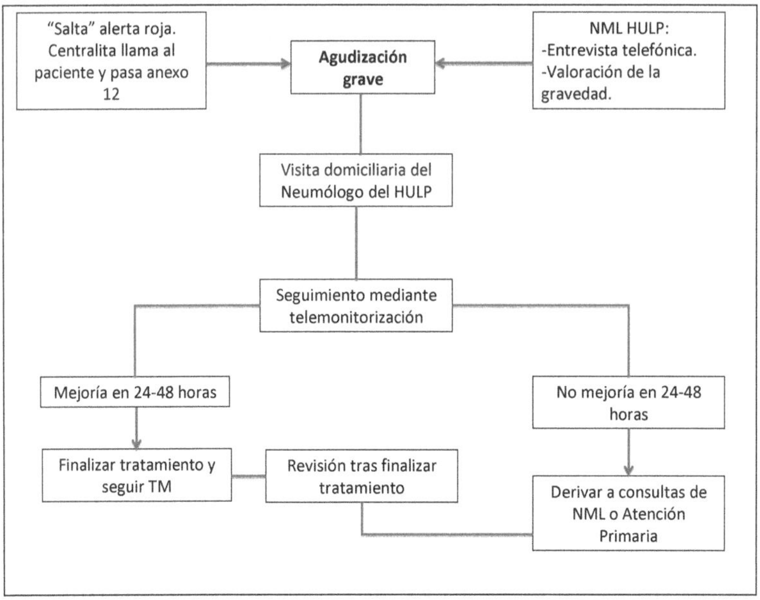

- ### Agudización muy grave

Cuando se consideraba que el paciente presentaba una AEPOC muy grave se le recomendaba que acudiese a Urgencias del Hospital para su valoración por el NML de guardia.

Si el paciente quedaba hospitalizado se informaba a la centralita, vía email, para interrumpir el seguimiento del paciente hasta su alta hospitalaria. Si el paciente era hospitalizado sin seguir el circuito anteriormente descrito, es decir, se dirigía directamente a Urgencias, la centralita realizaba una llamada al día siguiente al ingreso para determinar el motivo por el que no había recibido las medidas. Una vez confirmado el ingreso se avisaba al NML, que realizaba un seguimiento del ingreso y comunicaba a la centralita cuando podía iniciar de nuevo el proceso de seguimiento.

Si el paciente ingresaba en otro hospital diferente al HULP se realizaba un seguimiento telefónico hasta el alta por el NML responsable del estudio y cuando el paciente estaba en domicilio el NML comunicaba a la centralita que se podía reiniciar el proceso de telemonitorización.

Figura 19. Esquema de actuación ante una agudización muy grave.

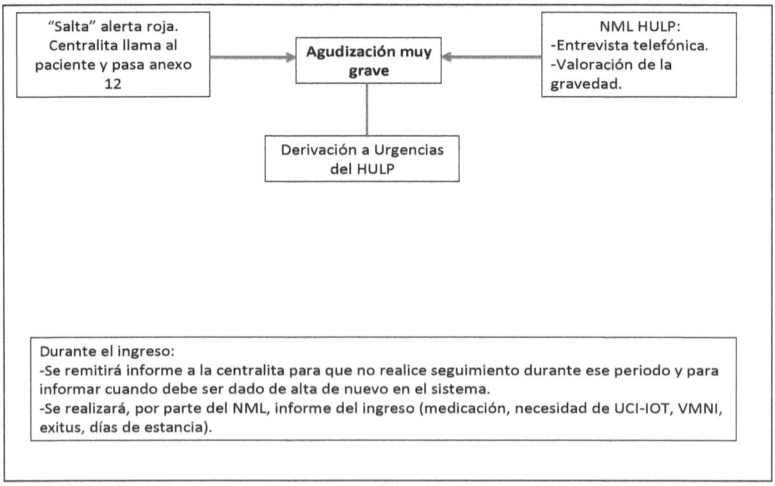

iii. Fin de semana.

Durante el fin de semana y los periodos de vacacionales (Navidad, Semana Santa, fiestas nacionales) los datos fueron analizados por el NML del HULP.

En caso de una agudización moderada se llamaba telefónicamente al paciente y se daban recomendaciones telefónicas, dirigiendo la actuación clínica coordinada con Atención Primaria en el primer día laborable.

En las agudizaciones graves o muy graves se le recomendaba al paciente que acudiera directamente al Servicio de Urgencias del HULP para su valoración por el NML de guardia.

Las alertas técnicas o las alertas por no recepción de datos se resolvían de forma diferida en el primer día laborable.

En todos los casos se realizaron informes de actividad que se enviaron a la centralita vía email y a los coordinadores de Atención Primaria de cada CS para planificar las visitas asistenciales y de seguimiento en caso que se tuviesen que realizar.

Figura 20. Actuación del Neumólogo ante una "alerta roja".

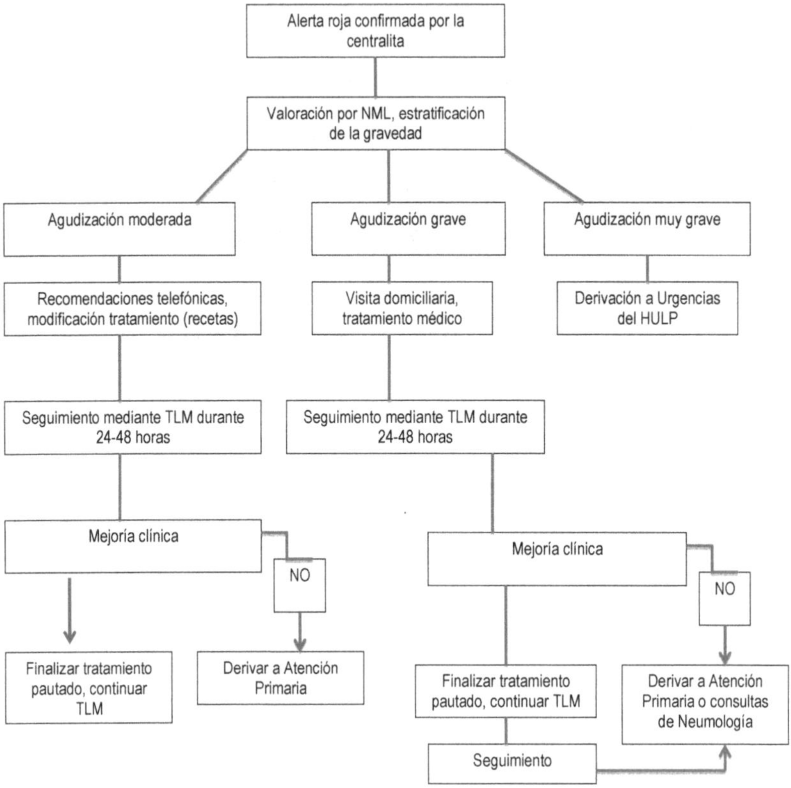

- En todos los casos se elaboró un informe de incidencias y actividad clínica.
- Previo a la derivación del paciente a Urgencias, consultas de NML o MAP se avisó vía email y telefónicamente a los médicos responsables.

Figura 21. Actuación ante una alerta roja durante el fin de semana.

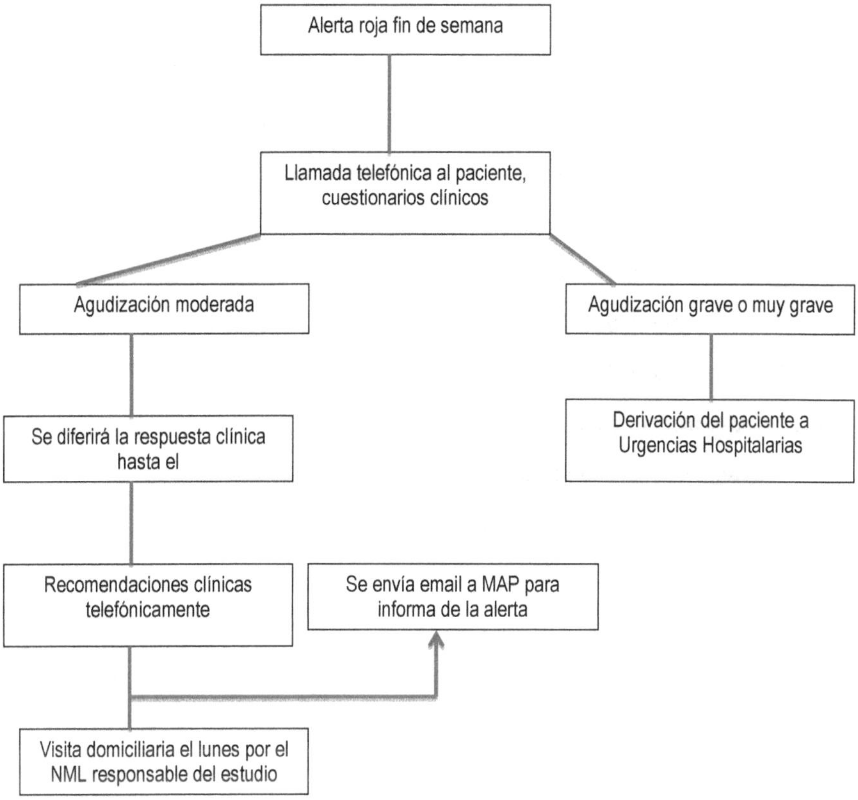

* En todos los casos se elaboró un informe de incidencias y actividad clínica.

d. Medidas de resultado.

Se recogieron datos relativos a variables sociodemográficas y clínicas previas al inicio del estudio, ya explicadas previamente.

- Las comorbilidades de los pacientes se clasificaron según el **índice de Charlson** [166], que define una serie de condiciones clínicas que predicen mortalidad al año. Consta de 19 comorbilidades predefinidas a las que se le asigna una valor (anexo 10).

- Se medió el grado de dependencia del paciente mediante la realización de un **test de Barthel** [167] (anexo 11). Este test puntúa según el grado de dependencia (0 totalmente dependiente, 5 parcialmente y 10 independiente) varias esferas de las actividades de la vida diaria del paciente (aseo, vestirse, andar, subir escaleras, uso del retrete, etc.) puntuándose globalmente de menos a más independencia de 0 a 100.

- Se evaluó la existencia de depresión o ansiedad mediante la realización del **test de Goldberg** [168] (anexo 12). Este cuestionario se divide en dos subescalas, una de ansiedad y otra de depresión. Cada una de las escalas se estructura en 4 ítems iniciales de despistaje para determinar si es posible o no que existe un trastorno relacionado con la depresión y ansiedad, y un segundo grupo de 5 ítems que se realizarán si alguna de las preguntas de despistaje son positivas. Cada una de las preguntas positivas recibirá un punto. Puntuación mayor a 4 para la subescala de ansiedad y mayor a 2 para la depresión se considerarán como concluyentes con estos trastornos.

- **BODEX.** Se trata de un índice que clasifica funcionalmente al paciente EPOC según varios parámetros: índice de masa corporal (B), obstrucción bronquial

(FEV_1) (O), disnea (medido con la escala de la MRC) (D) y exacerbaciones en el último año (EX).

Tasa de complicaciones:

- **Exacerbación**. La definimos como un cambio agudo en la situación clínica basal del paciente más allá de la variabilidad diaria, que cursa con aumento de la disnea, del volumen y/o purulencia de la expectoración o la combinación de cualquiera de estos tres síntomas y que precisa un cambio terapéutico. Se registrará la proporción de pacientes con al menos una exacerbación.

- **Ingresos y duración del ingreso en Unidad de Cuidados Intensivos (UCI)**. Se determinó el número de ingresos totales en UCI entre los pacientes del grupo de intervención, también se calculó el número de días de ingreso en UCI entre el número de ingresos en esta unidad.

- **Ventilación mecánica no invasora (VMNI).** Se medió el número de ingresos donde se requirió VMNI y la duración de uso hasta normalización gasométrica. También se recogió si al paciente se le pauta VMNI en domicilio y el motivo de la indicación.

Tasa de mortalidad:

- Medido como la proporción de pacientes fallecidos en cada grupo.

2. Medidas de adherencia

Para los pacientes del grupo telemonitorización, se analizó el cumplimiento de la medición de los parámetros funcionales:

a) Proporción de mediciones no realizadas por desmotivación del paciente.

b) Proporción de mediciones no realizadas por ausencia del domicilio.

c) Retraso de las mediciones (en horas) por desmotivación del paciente.

d) Retraso de las mediciones (en horas) por ausencia del domicilio.

Esta información se recoge en el formulario de incidencias a través del centro de vigilancia (centralita).

3. Calidad de vida

La cuantificación del impacto de la enfermedad en la calidad de vida relacionada con la salud se efectuó a través de dos cuestionarios, dos específicos y dos genéricos, validados en castellano. La CVRS se medió mediante el cuestionario **EuroQol** [169,170] (Anexo 14), **St. George** [171] (Anexo 13) y el **cuestionario CAT** [172] (Anexo 15) al inicio y al final del periodo de estudio.

El objetivo de medir la CVRS se basa en el impacto que esta tiene en la evolución de la enfermedad, en especial, en los pacientes con mayor obstrucción al flujo aéreo y en aquellos pacientes con mayor número de agudizaciones. [173,174]

- El **cuestionario EuroQol-5D** describe el estado de salud con cinco dimensiones (movilidad, cuidado personal, actividades cotidianas, dolor/malestar, y ansiedad/depresión), cada una de las cuales se define con tres niveles de gravedad. También consta de una Escala Visual Analógica milimetrada en la que el sujeto debe puntuar su estado de salud en el día de la encuesta, siendo los extremos de la escala el peor estado de salud imaginable (0) y el mejor estado de salud imaginable (100). A partir de este cuestionario se obtendrá un perfil de salud y un único índice sobre la calidad de vida relacionada con la salud.

La tarifa del EuroQol-5D permite calcular el Año de Vida Ajustado por Calidad (AVAC) un índice que reúne el concepto de cantidad y calidad de vida.

- El **cuestionario St. George** mide la alteración de la salud y el bienestar percibido en la enfermedad de las vías aéreas. Ha sido diseñado para permitir la comparación de medidas de salud entre poblaciones de pacientes y cuantificar cambios en el estado de salud después de un tratamiento. El cuestionario consta de un total de 50 ítems (76 niveles) repartidos en tres dimensiones: Síntomas, Actividad e Impacto. La puntuación va de 0 (sin alteración de la calidad de vida) a 100 (máxima alteración de la calidad de vida).

Los ítems de la dimensión de síntomas se refieren a la frecuencia y gravedad de los síntomas respiratorios. La dimensión de Actividad contiene ítems que se refieren a la limitación de la actividad debida a la disnea. La dimensión de Impacto contiene los ítems referidos a las alteraciones psicológicas y de funcionamiento social producida por la enfermedad respiratoria. Los ítems están formulados de dos formas diferentes: en forma de pregunta con 5 opciones de respuesta como máximo, de las cuales se debe elegir solo una; o en forma de frases con dos opciones, "si/no". El cuestionario es preferentemente autoadministrado, aunque es aceptable también mediante entrevista personal. El tiempo promedio de realización es de 10 minutos.

En nuestro estudio utilizamos la versión SGRQ-C, que es una versión más corta y mejorada del cuestionario original. [175]

- El **cuestionario COPD Assessment Test (CAT)**, nos proporciona información sobre el impacto de la EPOC en el bienestar y vida diaria del paciente. Consta de 8 ítems que hacen referencia a situaciones de la vida diaria que el paciente tiene que puntuar de menos a más.

Este cuestionario tiene además sensibilidad para discriminar cambios en el estado de salud asociados a una AEPOC. [176]

4. Evaluación de la satisfacción

Hasta el momento no existen instrumentos validados para la valoración de los niveles de satisfacción de los pacientes de un sistema de telemonitorización. Para tal fin, se utilizó una encuesta de satisfacción (Anexo 16) validada por el grupo PROMETE y ya utilizada en otros trabajos de TLM. [177]

5. Evaluación técnica del sistema de telemonitorización

La evaluación del funcionamiento técnico del sistema de telemonitorización se realizó a través del análisis de los problemas técnicos producidos durante el periodo de estudio.

Se recogió el tipo y número de incidencias producidas y las acciones llevadas a cabo para solucionarlas y el tiempo de respuesta.

También se analizaron el número de llamadas realizadas por la centralita: por incidencias técnicas, para confirmar alertas clínicas, llamada mensual para confirmar hospitalización, llamadas al NML responsable del estudio y otros tipos de llamadas si las hubiera.

6. Evaluación del impacto de la teleasistencia sobre la utilización de los servicios sanitarios

En relación con la utilización de los servicios sanitarios se tuvieron en cuenta, durante la duración del estudio para los pacientes del grupo de telemonitorización y el grupo control, las siguientes variables:

- Visitas domiciliarias del NML responsable del estudio.

- Visitas a Urgencias. Recoge el total de visitas a los servicios de Urgencias.

- Ingresos hospitalarios. Se refiere al número de ingresos que totalizan los pacientes, por lo tanto se tiene en cuenta también los reingresos producidos en el periodo de estudio. También se recogerá la duración de la estancia hospitalaria.

- Duración del ingreso hospitalario. Esta variable recoge la suma de todos los días de ingreso de cada grupo.

- Ingresos en UCI. Recoge el total de ingresos en el servicio de UCI.

- Duración del ingreso en UCI. Esta variable recoge la suma de todos los días de ingreso de cada grupo.

- Número de llamadas al paciente por parte del NML responsable del estudio.

- Número de "alerta roja" no relacionadas con la EPOC.

7. Análisis estadístico.

En el análisis descriptivo se utilizaron medias, recorrido (máximo y mínimo) y desviación estándar para las variables cuantitativas, mientras que las variables cualitativas se expresaron como frecuencias y porcentajes. Para medir la asociación entre variables cuantitativas independientes se utilizó el test t-Student y entre variables cualitativas se utilizó el test chi-cuadrado. Se obtuvieron, mediante tablas de contingencia, la relación entre dos variables cualitativas y el riesgo relativo. Para la evolución clínica de la muestra se realizó una curva de Kaplan-Meier. El nivel de significación se asumió cuando $p \leq 0{,}05$.

Para el análisis estadístico se utilizó el programa SPSS versión 15.0 para Windows.

Capítulo 4- RESULTADOS

1. Características de los pacientes al inicio del estudio.

El total de pacientes inicialmente considerados fue de 594, de estos 195 cumplían nuestros criterios de inclusión y fueron el grupo de personas a los que se les llamó telefónicamente para invitarles a participar en el estudio hasta completar 60 pacientes, 30 por cada rama: TLM vs AC. Una vez iniciado el estudio un paciente decidió abandonar al 4º día de telemonitorización porque no quería tener los dispositivos en su domicilio.

Los 59 participantes del ensayo clínico fueron aleatorizados en dos grupos: "grupo AC" 30 pacientes y "grupo TLM" 29 pacientes (1 paciente abandonó durante el estudio). En la figura 17 se muestra el diagrama de flujo del estudio.

Las características sociodemográficas y clínicas se presentan en la tabla 2. La edad media fue de 73,8 años (desviación estándar 9,5) y 44 pacientes (74,6%) fueron hombres.

Figura 22. Diagrama de flujo de los pacientes a través de las diferentes fases del estudio.

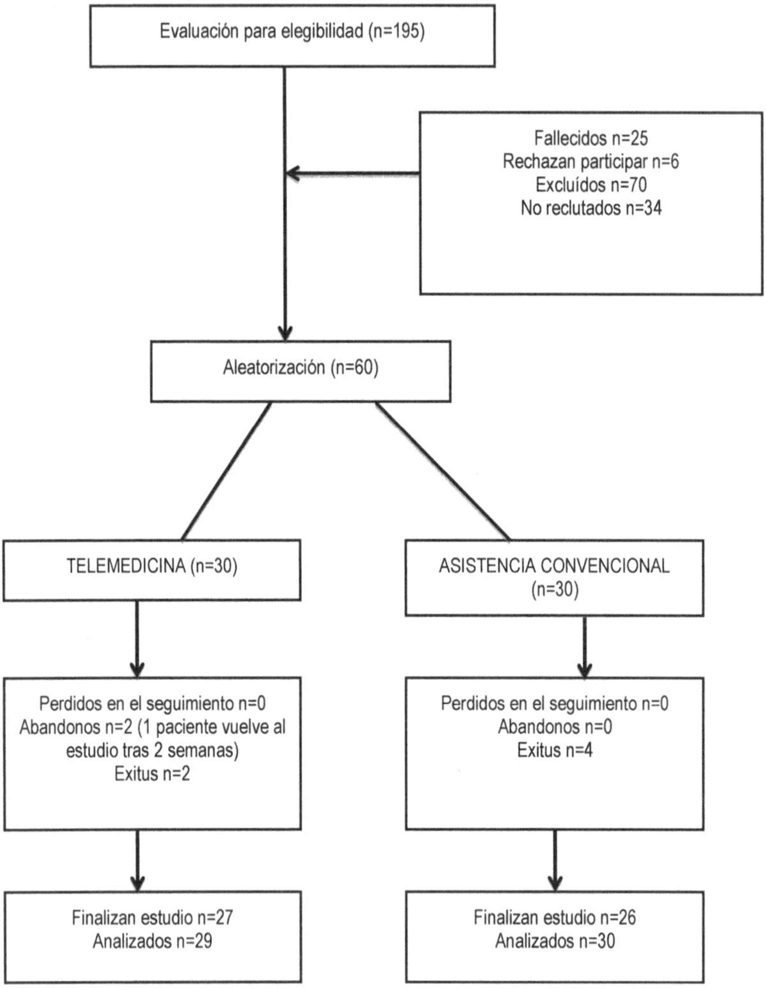

Tabla 16. Características sociodemográficas y clínicas de la muestra.

Parámetros		AC n=30	TLM N=29	p-valor
Hombre, n(%)		22 (73.3)	22 (75.9)	1,00
Edad (años) media ± DT		72,7±9.3	75,0±9.7	0,357
Nivel estudios, n (%)	Analfabetos	1 (3.3)	1 (3.4)	0,998
	Primarios	10 (33.3)	10 (34.5)	
	Secundarios	10 (33.3)	10 (34.5)	
	Universitarios	9 (30.0)	8 (27.6)	
Trabajo, n (%)	Activo	2 (6.7)	1 (3.4)	0,443
	Jubilado	25 (83.3)	23 (79.3)	
	Incapacidad/baja	3 (10.0)	5 (17.2)	
Cuidador, n (%)		19 (63,3%)	18 (62,1%)	1,00
Disnea MRC, n (%)	II	8 (26.7)	3 (10.3)	0,183
	III	17 (56.7)	17 (58.6)	
	IV	5 (16.7)	9 (31.0)	
Agudizaciones EPOC en el año previo. n(%)	Media	1,9±1,4	1,7±1,0	0,663
	1 o ninguna	16 (55.2)	16 (53.3)	
	2 o más	13 (44.8)	14 (46.7)	0,548
Movilidad, n (%)	Cama-sillón	3 (10)	0 (0.0)	0,201
	Domicilio	8 (26.7)	10 (4.5)	
	Sale a la calle	19 (63.3)	19 (65.5)	
Clasificación gravedad GOLD (%)	A	0	0	1,00
	B	0	0	
	C	0	0	
	D	100	100	
Organización del hogar, n(%)	Vive solo	5 (16,7%)	4 (13,8%)	0,836
	Con su pareja	18 (60%)	19 (65,5%)	
	Con otros familiares	6 (20%)	4 (13,8%)	
	Con cuidador	1 (3,3%)	2 (6,9%)	
Índice Barthel media ± DT		84,5±15,1	89,3±13,7	0,239
Índice Charlson media ± DT		3.4±2,1	3.7±1,4	0,555
Fármacos/día		8,3±2,8	8,3±3,7	0,980
Tratamientos	LAMA + LABA + CI	23 pacientes	26 pacientes	
	Roflumilast	6 pacientes	2 pacientes	0,103
	Mucolíticos	12 pacientes	11 pacientes	1,00
	Teofilinas	3 pacientes	2 pacientes	1,00
	Corticoides orales	4 pacientes	1 paciente	0,353
Funcionalismo pulmonar, media±SD	FEV_1 post-BD	37.1±10.8	38.3±11,9	0,525
	BODEX	5,7±1,2	5,2±1,0	0,125
	CAT	21,2±6,6	18.2±7,3	0,771
	OCD horas/día	20,2±4.7	18,6±3.8	0,198
	OCD flujo (lpm)	2,06±0.5	2,04±0.4	0,851

LAMA: broncodilatadores muscarinicos de larga acción, LABA: broncodilatadores beta-adrenérgicos de larga acción, CI: corticoides inhalados, DT: desviación típica, post-BD: post-broncodilatación.

El 62,7% de los pacientes refería tener un cuidador primario informal (CPI), esta función era realizada mayoritariamente por el cónyuge en el 60,5% de los casos, seguido por los hijos del pacientes (15,7%). Respecto a la composición del hogar, 9 pacientes (15,3%) vivían solos y el resto de los pacientes mayoritariamente con su cónyuge (37 pacientes 62,7%), esta distribución se observa en la figura 22.

Figura 23. Distribución del hogar de los pacientes del estudio.

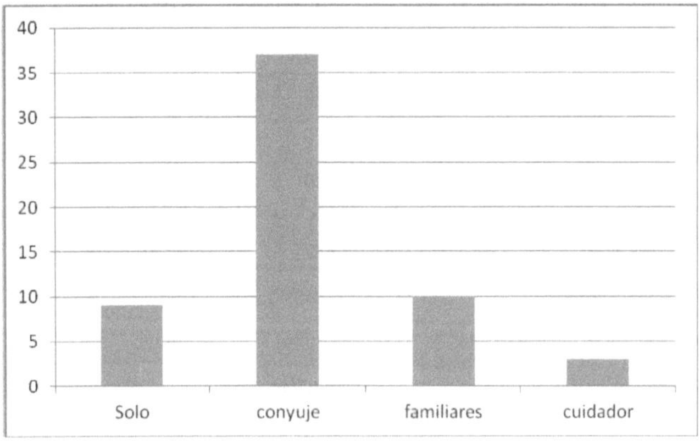

El índice de Charlson medio fue de 3,5 (DT 1,9) siendo las principales comorbilidades observadas las cardiovasculares: 31 pacientes estaban diagnosticados de (HTA) (52,5%), 9 pacientes eran DM-2 (16,9%), 11 pacientes tenían antecedentes de ICC (18.6%), 8 de cardiopatía isquémica (15,2%) y 17 de fibrilación auricular (15,2%); la hipertensión pulmonar (HTP) (20 pacientes, 33,9%), la depresión y la osteoporosis (11 pacientes, 18,6%).

Tabla 17. Principales comorbilidades de los pacientes del estudio.

Patología	Pacientes	% del total
Hipertensión arterial	31	52,5%
Diabetes mellitus tipo 2	10	16,9%
Dislipemia	12	20,3%
Insuficiencia cardiaca	11	18,6%
Cardiopatía isquémica	9	15,2%
Arritmias	9	15,2%
Aneurisma aorta	6	10,2%
Hipertensión pulmonar	20	33,9%
Ca. Pulmón	2	3,4%
Ca. Mama	2	3,4%
Ca. Urológico	7	11,9%
Ca. Piel	2	3,4%
Ictus	1	1,7%
Demencia	2	3,4%
Parestesias	11	18,6%
Insuficiencia renal	6	10,2%
Depresión	11	18,6%
Osteoporosis	7	11,9%
Osteoporosis y fracturas	4	6,8%

Tabla 18. Comorbilidades respiratorias de los pacientes de la muestra.

Patología	Pacientes	% del total
Colonización por Ps. aeruginosa	9	15,3%
Bronquiectasias	18	30,5%
SAHS	5	8,5%
Pólipos nasales	1	1,7%
Déficit de AAT	1	1,7%
Asma	1	1,7%

AAT: alfa 1 antitripisina; SAHS: síndrome de apnea-hipopnea del sueño; Ps. aeruginosa: *Pseudomonas aeruginosa*.

El número de fármacos medio que los pacientes se tomaban a cabo de un día fue de 8,3 (DT 2,5) y respecto al tratamiento específico para la EPOC la combinación de broncodilatadores más frecuente fue el de un corticoide inhalado con un beta-adrenérgico de larga acción junto con un agonista de los receptores muscarínicos de larga acción.

2. **Evaluación del impacto de la telemonitorización sobre la evolución clínica de la muestra:**

   a. **Agudizaciones de EPOC detectadas mediante telemedicina.**

Se produjeron un total de 50 "alertas rojas" durante el periodo del estudio: **37 moderadas (6 leves), 8 graves, 3 muy graves y 2 no clasificadas** (según nuestro sistema de clasificación, ver aparatado "material y métodos").

De las AEPOC detectadas mediante TLM (74%): **31 fueron moderadas, 5 graves, 1 muy grave y 1 no fue clasificada.**

Del total de los episodios 13 AEPOC (26%) no fueron detectados (**7 moderadas, 3 graves, 2 muy graves y 1 no clasificada**). Los principales motivos registrados: 3 AEPOC se produjeron fuera de horario del estudio (9-17h) y de estos 1 paciente avisó al SUMMA; 3 pacientes tuvieron AEPOC con parámetros normales; 2 AEPOC se produjeron por no adherencia (pacientes ilocalizables en domicilio); 1 paciente acudió directamente a su MAP; 1 paciente no se midió y su hija llamó a la centralita; 2 pacientes acudieron directamente a Urgencias por AEPOC sin medirse.

Las **actuaciones iniciales** de la AEPOC detectadas (37 en total) se resumen en: 24 veces se dieron recomendaciones telefónicas, 8 veces acudieron al domicilio, 2 vez se recomendó al paciente acudir a Urgencias, 7 veces se realizó una consulta preferente de Neumología y en 8 ocasiones se derivó al paciente a su MAP desde el inicio de la agudización tras valoración por NML coordinador del estudio.

Figura 24. En las dos tablas que se presentan se muestra en una de ellas la clasificación de la gravedad de las "alertas rojas" detectadas según nuestro sistema de puntuación y en la otra la actuación clínica.

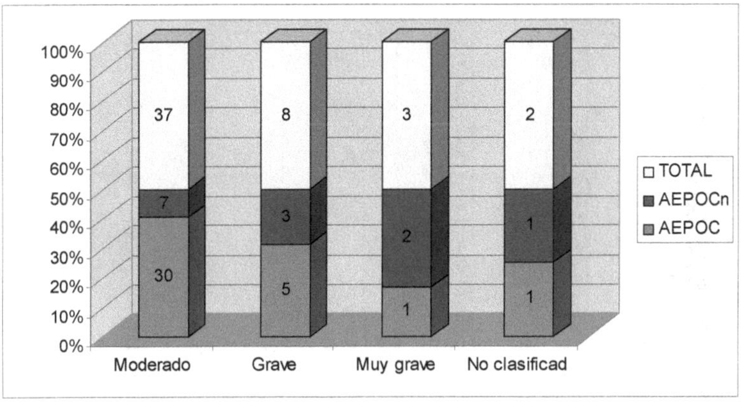

AEPOC: agudizaciones de EPOC detectadas mediante telemedicina; AEPOCn: agudizaciones no detectadas; TOTAL: total de las agudizaciones.

En los parámetros telemonitorizados la saturación de oxígeno fue el principal parámetro alterado, registrándose una alteración en 30 (60%) de las 50 "alertas rojas", seguido del pico-flujo en 7 (14%).

Figura 25. Relación entre los parámetros medidos y las "alertas rojas".

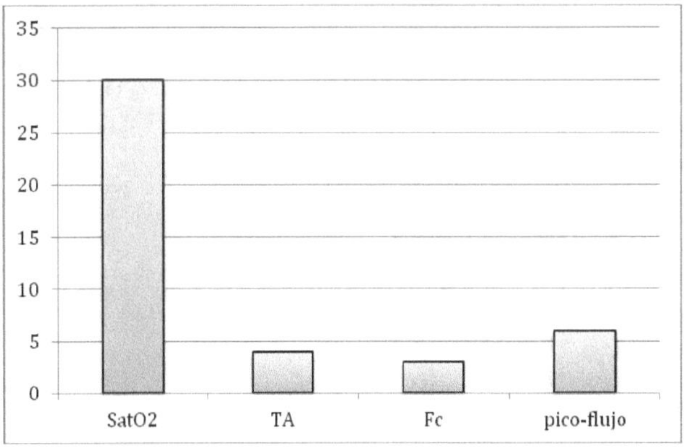

SatO2: saturación de oxígeno, TA: tensión arterial, Fc: frecuencia cardíca.

Tabla 19. Resumen de la asistencia del Neumólogo coordinador del estudio de las "alertas rojas" secundarias a AEPOC.

Paciente	Alerta roja	Gravedad	Parámetro	Asistencia	Detectada	Tratamiento
CASO 1	Abril	Leve	NO ADHERENCIA	Consulta programada	**SI**	Levofloxacino
CASO 2	13-Octubre	Moderada	Pico-flujo	Teléfono	**SI**	Azitromicina + BD
	19-Dic	Moderada	No adherencia	MAP	**SI**	Amoxicilina-clavulánico; PDN
	04 Enero	leve	Pico flujo+ HTA	Teléfono	**SI**	Aumento dosis de BD
	23-Enero	Moderada-grave	Saturación	Teléfono	**SI**	Moxifloxacino (5 días) + PDN + BD
	10-Febrero	Moderada	Saturación	Teléfono	**SI**	BD
	5-Marzo	Muy grave		SUMMA[1]	**NO**	Ingreso por agudización de EPOC 10 días
	1 Abril	Moderada-grave	HTA, Pico flujo	Teléfono	**SI**	Aumento dosis de BD
	11-Abril	Moderada-grave	Saturación, tensión arterial (sistólica)	Teléfono	**SI**	Moxifloxacino, PDN, BD
CASO 3	3-Mayo	Moderada	No se mide. Llama la hija del paciente a la centralita	Teléfono	**SI**	Azitromicina, PDN
CASO 4	29 Nov	Leve	HTA	Teléfono	**SI**	Azitromicina

Paciente	Alerta roja	Gravedad	Parámetro	Asistencia	Detectada	Tratamiento
CASO 5	12-Diciembre	Moderada	Saturación	Teléfono (se deriva a MAP)	**SI**	Amoxicilina-clavulánico (5d), PDN (6d)
	9-Enero	Moderada		Domicilio (se deriva a MAP)	**SI**	Levofloxacino (5d), PDN (6d)
	17-Febrero	Leve-Moderada	hipoTA	Teléfono (se deriva a MAP)	**SI**	Aumento de dosis de BD
CASO 6	**NO HEMOS DETECTADO ALERTAS ROJAS POR EPOC DURANTE EL ESTUDIO**					
CASO 7	**NO HEMOS DETECTADO ALERTAS ROJAS POR EPOC DURANTE EL ESTUDIO**					
CASO 8	2-Febrero	Moderada	Saturación, TAS, pico-flujo	Domicilio	**SI**	Azitromicina, BD
	10-Febrero	Muy grave	Saturación, TAS	Telefónico se recomienda acudir a Urgencias	**SI**	Ingresa, se reclasifica como edema agudo de pulmón
	14-Abril	Moderada	Saturación	Teléfono (se deriva a MAP)	**SI**	Moxifloxacino (7d), BD
CASO 9	28-Noviembre	Moderada	No adherencia	Teléfono	**SI**	Azitromicina (5d), PDN
CASO 10	24-Octubre	Leve	Saturación (vista a posteriori)	Teléfono	**NO**	Azitromicina (5d), PDN
	19 Diciembre	Leve	FC alta	Teléfono	**SI**	Azitromicina

Paciente	Alerta roja	Gravedad	Parámetro	Asistencia	Detectada	Tratamiento
CASO 11	4 Noviembre	Moderada	Saturación	Teléfono	**SI**	Levofloxacino, PDN, BD
	10-Enero	Leve-Moderada	Saturación	Teléfono	**SI**	Aumento dosis de BD
CASO 12	31-Enero	Moderada	Saturación (vista a posteriori)	Domicilio	**NO**	Moxifloxacino, PDN
	13 Febrero	Moderada	Pico- flujo	Domicilio	**SI**	Aumento flujo OCD, aumento dosis de BD
	25-Febrero	Muy grave	No detectamos alteraciones de parámetros		**NO**	Ingresa, acidosis respiratoria (9d)
CASO 13	16 Noviembre	Leve	Saturación HTA + pico-flujo	Teléfono (derivo a MAP)	**SI**	Amoxicilina-clavulánico, PDN
	11-Enero	Moderada, sospecha de gripe	Saturación	Consulta programada	**SI**	Oseltamivir, Amoxi-clavulánico, PDN, BD
	2-Febrero	Moderada-grave	Pico- flujo	Teléfono	**SI**	Ciprofloxacino (7d), BD. Cultivo esputos: negativos.
	21-Marzo	Grave	No adherencia (ausencia de domicilio)		**NO**	El paciente estaba en casa de sus hijos y se puso mal, le llevaron a Urgencias del H. Torrejón
CASO 14	**NO HEMOS DETECTADO ALERTAS ROJAS POR EPOC DURANTE EL ESTUDIO**					
CASO 15	**NO HEMOS DETECTADO ALERTAS ROJAS POR EPOC DURANTE EL ESTUDIO**					

Paciente	Alerta roja	Gravedad	Parámetro	Asistencia	Detectada	Tratamiento
CASO 16	3 Diciembre	Moderada	Saturación+ HTA	Seguimiento realizado por MAP	**NO**	Levofloxacino, PDN, BD
	19 dic	Moderada	Saturación y pico-flujo	Teléfono	**SI**	Aumento dosis de BD
	16 Enero	Moderada	No adherencia	Teléfono	**SI**	Levofloxacino, PDN, BD
	25 Enero	Moderada	Saturación	Teléfono	**SI**	Aumento dosis de BD
CASO 17	1 Enero	Moderada	Saturación de oxígeno	La hija del paciente llama a la centralita	**NO**	Levofloxacino (5d), PDN
	11-Enero	Moderada, sospecha de gripe	Saturación	Teléfono	**SI**	Oseltamivir
CASO 18	17-Noviembre	Moderada	FC	Teléfono	**SI**	Levofloxacino, PDN, BD
	13-Febrero	Grave	1 Y 5-Feb:Fc (no localizamos a la paciente)[1]. 12-Feb: Llama a la centralita por fiebre y dolor torácico.	Urgencias	**NO**[1]	Moxifloxacino, flumil, montelukast, BD.
CASO 19	12-Diciembre	Moderada	Pico-flujo	Teléfono	**SI**	Levofloxacino (7d) + PDN (6d)
	29-Diciembre	Moderada	Pico-flujo + HTA	Teléfono MAP	**SI**	Tratada por MAP
	18-Enero	Moderada	No adherencia	Domicilio	**SI**	Levofloxacino+ PDN+ BD

	2-Marzo	Moderada	Saturación y pico-flujo	Teléfono	**SI**	Levofloxacino (5d)+ PDN (6d)+ BD
Paciente	**Alerta roja**	**Gravedad**	**Parámetro**	**Asistencia**	**Detectada**	**Tratamiento**
CASO 20	**NO HEMOS DETECTADO ALERTAS ROJAS POR EPOC DURANTE EL ESTUDIO**					
CASO 21	7-Diciembre	Moderada	Pico-flujo	Teléfono (inicia tratamiento su MAP)	**SI**	Tratado por su MAP
	3-Enero	Grave	Parámetros normales	Urgencias	**NO**	Observación 48 horas (EPOC, IC, GRIPE).
	23-Enero	Grave	Saturación	Teléfono	**NO**	Ingresa por NAC en LII (8d)
	2-Abril	Muy grave	HTA (fin de semana)	Visita programada	**SI**	Urgencias 24 horas, se va de alta y vuelve en parada respiratoria. PCR de muestras respiratorias positiva a GRIPE.
CASO 22	**NO HEMOS DETECTADO ALERTAS ROJAS POR EPOC DURANTE EL ESTUDIO**					
CASO 23	21-Febrero	Moderada	No adherencia	Domicilio	**SI**	Moxifloxacino (5d), fortecortín®, BD
	15-Marzo	Moderada	Saturación, FC HTA	Domicilio	**SI**	Levofloxacino (5d)
CASO 24	**NO HEMOS DETECTADO ALERTAS ROJAS POR EPOC DURANTE EL ESTUDIO**					

Paciente	Alerta roja	Gravedad	Parámetro	Asistencia	Detectada	Tratamiento
CASO 25	07- Abril	Moderada	Saturación	Teléfono	**SI**	PDN
	27-Diciembre	Leve	Durante visita técnica	Teléfono	**SI**	BD
	23-Enero	Moderada	Saturación	Teléfono	**SI**	Amoxicilina-clavulánico(5d), PDN (8d), BD
	23-Febrero	Moderada	Pico-flujo	Teléfono	**SI**	Azitromicina (5d), PDN (8d)
	21-Abril	Moderada	Pico-flujo y saturación de oxígeno	Teléfono	**SI**	Azitromicina, PDN
CASO 26	**NO HEMOS DETECTADO ALERTAS ROJAS POR EPOC DURANTE EL ESTUDIO**					
CASO 27	26-Enero	Moderada	Saturación	Consulta programada	**SI**	Azitromicina (3d), PDN (8d), BD
CASO 28 EXITUS durante el estudio	2-Diciembre	Moderada	No parámetros registrados, mala adherencia	Acude a Urgencias	**NO**	
	7-Diciembre	Moderada	No adherencia	Domicilio	**SI**	Ciprofloxacino, visitas de seguimiento a domicilio 10, 13 y 16 diciembre por imposibilidad de conseguir que registre los parámetros. Se avisa a MAP.
CASO 29 EXITUS durante el estudio	21-Noviembre	Grave	No recibimos parámetros	Acude a Urgencias	**NO**	Ingreso (10d)

AEPOC: agudización de EPOC, BD: broncodilatador, d: días, EPOC: enfermedad pulmonar obstructiva crónica, FC: frecuencia cardíaca, HTA: hipertensión arterial, hipo-TA: hipotensión arterial, ICC: insuficiencia cardíaca, LII: lóbulo inferior izquierdo, MAP: médico de atención primaria, NAC: neumonía adquirida en la comunidad, NML: neumología, OCD: oxígeno crónico domiciliaria, PCR: reacción en cadena de polimerasa, PDN: prednisona, TAS: tensión arterial sistólica.

b. Visitas a Urgencias e ingresos hospitalarios por agudización de EPOC del "grupo telemedicina" vs "asistencia convencional".

Durante el periodo del estudio, 7 meses en total, se realizó un seguimiento clínico de los pacientes recogiendo información relativa a: visitar a Urgencias, ingresos hospitalarios, días de ingresos, necesidad de ventilación mecánica no invasora (VMNI), ingreso en Unidad de Cuidados Intensivos (UCI), exitus relacionados por agudización de EPOC (AEPOC) y por otras causas.

En este tiempo observamos una disminución en el número de visita a Urgencias en el grupo de TLM (20 visitas) frente al grupo AC (57 visitas) (p 0,001), número de ingresos: TLM 12 ingresos vs AC 33 ingresos (**p 0,015**); días de ingreso: TLM 113 días (11,3 días/paciente) vs AC 236 días (13,8 días/paciente) (**p 0,018**) y necesidad de VMNI: TLM 0 pacientes vs AC 8 pacientes (**p 0,000**). Así mismo, observamos que la media de días hasta la primera agudización que requirió un ingreso hospitalario fue de 77,28 días en grupo de AC y de 141,07 días en el grupo de TLM (**p 0,003**). Cuatro pacientes del grupo AC fallecieron (3 de causas relacionadas con la EPOC y 1 secundario a un hematoma retroperitoneal) frente a dos pacientes del grupo TLM (1 por causa relacionada con la EPOC y otro secundario a una obstrucción intestinal).

El número máximo de agudizaciones de EPOC por paciente fue de 4 durante el periodo de 7 meses del estudio. En el grupo TLM 19 pacientes no tuvieron ninguna agudización y 10 en el grupo AC esta diferencia fue estadísticamente significativa con una **p 0,027.**

Tabla 20. Seguimiento clínico de la muestra durante el periodo del estudio.

	AC	TLM	p-valor
URG	57 visitas	20 visitas	0,001
OBS	13 días	9 días	n.s
ING1	33 ingresos	12 ingresos	0,015
ING2	236 días	113 días	0,018
VMNI	8 pacientes	No	0,000
UCI (IOT)	0 pacientes	1 paciente (1)	0,313
Exitus	4 pacientes (2 causa respiratoria)	2 pacientes (1 causa respiratoria)	0,647

URG: visitas al Servicio de Urgencias; OBS: días en observación; ING1: número de ingresos; ING2: días de ingresos; VMNI: ventilación mecánica no invasora; UCI: Unidad de Cuidados Intensivos; IOT: intubación orotraqueal, n.s: no significativo.

Figura 26. Ingresos (número total y días) distribuido según los meses y grupos del estudio.

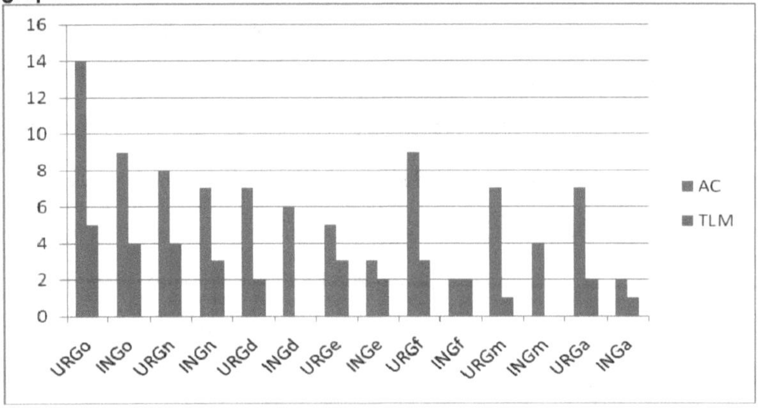

AC: asistencia convencional, TLM: telemedicina, URG: visitas a Urgencias, ING: ingresos hospitalarios (en ambos casos se refiere por agudización de EPOC). Los subíndices que aparecen en URG/ING hacen referencia al mes donde se recogieron los datos: o (octubre), n (noviembre), d (diciembre), e (enero), f (febrero), m (marzo), a (abril).

Figura 27. Curva de Kaplan-Meier de seguimiento de la muestra tras los 7 meses de estudio.

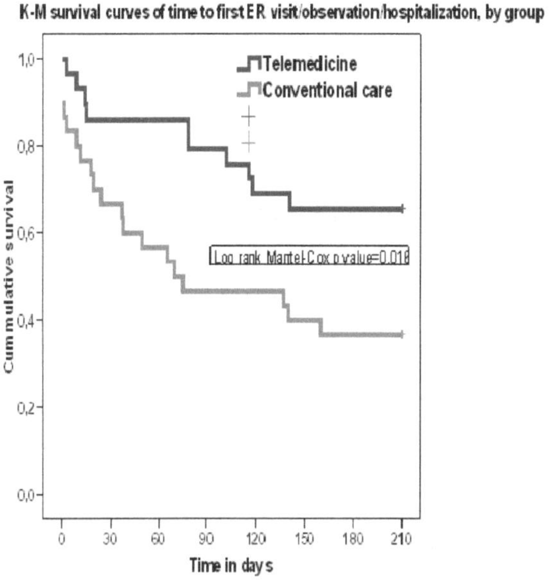

Tabla 21. Características de las agudizaciones de EPOC durante el estudio.

a) Grupo telemedicina

	Pacientes	Mín. (días)	Máx. (días)	Suma	Media	D.T
1ª AEPOC	10	0	10	47	4.70	4.62
2ª AEPOC	4	6	10	33	8.25	1.70
3ª AEPOC	2	0	0	0	0	0.0
4ª AEPOC	2	3	30	33	16.50	19.10

b) Grupo asistencia convencional

	Pacientes	Mín. (días)	Máx. (días)	Suma	Media	D.T
1ª AEPOC	19	0	17	120	6.32	5.70
2ª AEPOC	10	0	16	68	6.80	5.26
3ª AEPOC	5	0	8	22	4.40	4.10
4ª AEPOC	3	0	6	6	2.00	3.46

Pacientes: número de pacientes que presentaron 1, 2, 3 ó 4 agudizaciones. Días totales de ingreso hospitalario (mínimo-máximo, media y suma total). D.T: desviación típica.

La paciente que ingresó en UCI fue en relación con una infección viral por gripe A no H_1N_1. A parte de este caso registramos otros 3 casos confirmados de infección por gripe, especialmente en el periodo entre enero y abril. En el total de la serie 33 pacientes, 55,9%, fueron vacunados de la gripe ese año.

c. Evolución de ambos grupos a los 90 días tras la finalización del programa.

Al finalizar el programa de telemonitorización PROMETE se registraron las variables clínicas de visitas a Urgencias, ingresos, días de ingresos, VMNI, ingreso en UCI y exitus en ambos grupos durante los 90 días posteriores a la finalización del mismo.

Se registraron 6 visitan a Urgencias tanto en el "grupo TLM" como en el "grupo AC" por AEPOC. El número de ingresos por AEPOC fue de 3 en el "grupo TLM" (31 días ingreso) y 5 en el AC (37 días ingreso totales). Un paciente requirió VMNI e ingreso en la UMR del HULP en cada grupo y también se registró 1 paciente fallecido en el "grupo de AC".

En el "grupo TLM", tres pacientes fueron incluidos en programa de Cuidados Paliativos en Domicilio.

No se detectaron diferencias estadísticamente significativas en las variables analizadas.

Figura 28. Seguimiento de los pacientes del estudio PROMETE a los 90 días de finalización del mismo.

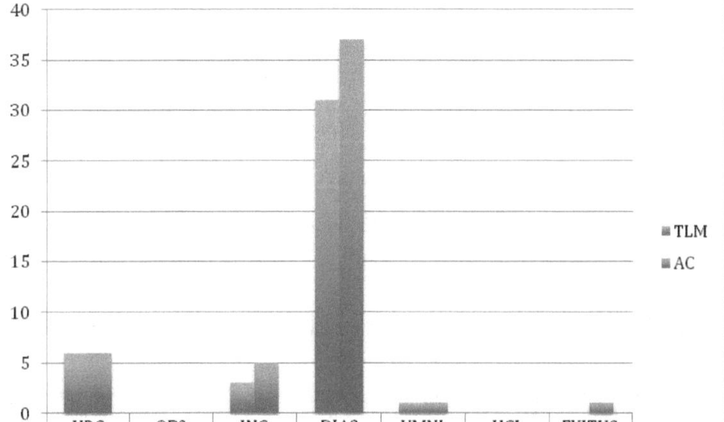

	URG	OBS	ING	DIAS	VMNI	UCI	EXITUS
TLM	6	0	3	31	1	0	0
AC	6	0	5	37	1	0	1

***TLM:** telemedicina, **AC:** asistencia convencional, **URG:** visitas a Urgencias por agudización de EPOC, **OBS:** días en la observación, **ING:** ingresos hospitalarios por agudización de EPOC, **DIAS:** días de ingreso hospitalario, **VMNI:** pacientes que requirieron ventilación mecánica no invasora, **UCI:** Unidad de Cuidados Intensivos.*

3. Evaluación del impacto de la telemonitorización sobre los cuestionarios de calidad de vida.

Los pacientes, tanto del "grupo TLM" como del "grupo AC" rellenaron al inicio del estudio y tras finalizar el estudio cuestionarios de calidad de vida genéricos y específicos. También se realizó un cuestionario para despistaje de depresión y ansiedad, que en nuestro protocolo fue el test del Goldberg.

Los resultados se resumen en la siguiente tabla:

Tabla 22. Evolución de las puntuaciones en los cuestionarios de calidad de vida.

	Inicio del estudio			Fin del estudio		
	CAT	**St.George total**	**EVA**	**CAT**	**St.George total**	**EVA**
TLM	18.24±7.3	56,3±15,2	5.2±2.2	19.04±6.2	50,3±18,1	6.3±1.6
AC	21.20±6.6	51,9±19	4.5±1.9	19.28±5.2	52,5±19,1	4.9±1.8
p-valor	0.771	0,170	0.396	0.881	0,66	**0.006**

TLM: telemedicina, AC: asistencia convencional, CAT: COPD Assessment Test, EVA: escala visual analógica (parte del cuestionario EuroQOl-5D).

En lo referente al EuroQOL-5D los datos fueron los siguientes:

Tabla 23. Datos del cuestionario EuroQOL-5D de la muestra:

		Telemedicina		Asistencia convencional	
		Inicio	Fin	Inicio	Fin
Movilidad	No problemas	13	9	6	4
	Algún problema	15	15	24	18
	Encamado	1	1	0	1
Cuidado personal	No problemas	17	13	11	7
	Algún problema para lavarse o vestirse	9	10	16	14
	Incapaz de lavarse o vestirse	2	2	3	2
Actividades cotidianas	No problemas	14	7	11	7
	Algún problema	13	13	15	14
	Incapaz de realizarlas	2	5	4	2
Dolor/ malestar	No dolor	20	15	11	9
	Moderado	5	10	13	12
	Mucho	4	0	4	2
Ansiedad/ depresión	No	14	14	10	8
	Moderado	8	9	11	11
	Mucho	7	2	8	6
En comparación con el año pasado	Mejor	4	9	2	0
	Igual	7	6	13	16
	Peor	18	10	14	7

Los resultados del test del Goldberg fueron:

Tabla 24. Datos del test de Goldberg:

	Telemedicina (media ± DT)	Asistencia convencional (media ± DT)	p-valor
Ansiedad inicio estudio	3.70 ± 2.9	3.03 ± 2.4	0.203
Depresión inicio estudio	3.76 ± 2.9	3.52± 2.7	0.694
Ansiedad fin estudio	3.12 ± 2.9	2.87 ± 2.7	0.468
Depresión fin estudio	2.12 ± 2.16	3.40 ± 2.7	0.226

DT: desviación típica.

Cuando analizamos la diferencias de las puntuaciones en cada grupo obtuvimos una diferencia estadísticamente significativa (p 0.006) en el "grupo TLM" en la puntuación de depresión al inicio y al fin del estudio.

Los datos del cuestionario de St. George realizado al inicio y final del estudio con una diferencia de 7 meses entre ambos se esquematizan en la siguiente tabla:

Tabla 25. Datos del cuestionario de St. George.

Escalas	Telemedicina Media ± DT			Asistencia convencional Media ± DT		
	Inicio estudio	Fin estudio	p-valor	Inicio estudio	Fin estudio	p-valor
Total	56,25± 15,17	50,28± 18,14	0,16	51,75± 19,1	52,51± 19,1	0,154
Actividad	56,80± 16,43	49,67± 23,31	0,15	46,14± 18,18	46,30± 17,7	0,840
Síntomas	73,22± 22,22	70,87± 20,79	0,71	76,85± 20,64	77,18± 20,87	0,87
Impacto	46,39± 15,56	39,10± 17,67	0,077	37,39± 24,15	38,34± 24,23	0,150

DT: desviación típica.

Tabla 26. Diferencias en la puntuación de St. George entre ambos grupos al final del estudio.

Escalas	Telemedicina Media ± DT	Asistencia convencional Media ± DT	
	Fin estudio	Fin estudio	p-valor
Total	50,28± 18,14	52,51± 19,1	0,66
Actividad	49,67± 23,31	46,30± 17,7	0,97
Síntomas	70,87± 20,79	77,18± 20,87	0,07
Impacto	39,10± 17,67	38,34± 24,23	0,44

DT: desviación típica.

4. Actuaciones de la centralita de triaje:

Las actuaciones de la centralita las realizaba una "enfermera gestora de caso" tal como se ha explicado anteriormente (ver apartado de "material y métodos").

Durante el estudio se realizaron un total de 710 llamadas desde la centralita de triaje, los principales motivos fueron las "alertas clínicas" (385 llamadas) y las llamadas por "alertas de no adherencia" (285 llamadas), figura 28.

De las 385 llamadas por "alertas clínicas", se pudieron confirmar 37 como "alertas reales" por agudización de EPOC. Por tanto, el número de "falsos positivos" fue de 348 llamadas (90,4% del total).

Se recibieron un total de 47 llamadas de los pacientes para resolución de problemas tanto técnicos, como clínicos. Se realizaron una total de 77 visitas técnicas, incluyendo la instalación-desinstalación de los dispositivos. El número total de días en los que no se recibieron datos por fallo de los dispositivos fue de 75 días (1,23% del tiempo total del estudio), aunque hay que tener en cuenta que 30 días fue por problemas con la línea telefónica de uno de los pacientes. El tiempo por paciente de no monitorización por problemas técnicos fue de 2,5 días/paciente/total estudio.

Las principales causas de no recepción de datos fueron: ingreso del paciente o consulta hospitalaria 221 veces, festivo/fin de semana 187 veces, medición fuera de horario 66 veces, falta de motivación del paciente 32 veces, paciente ilocalizable 30 veces, malestar general del paciente 21 veces.

Del total de llamadas realizadas se derivaron al NML del HULP un 5% del total, disminuyendo la carga asistencial.

Figura 29. Motivos de llamada de la centralita durante el periodo del estudio PROMETE.

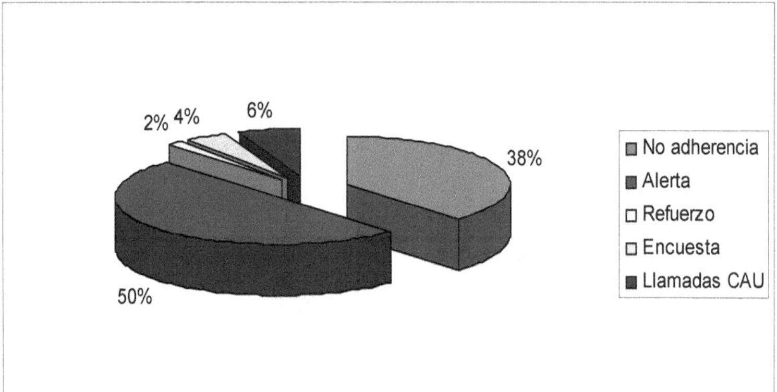

CAU: centralita de triaje.

Figura 30. Motivos de no recepción de parámetros diarios.

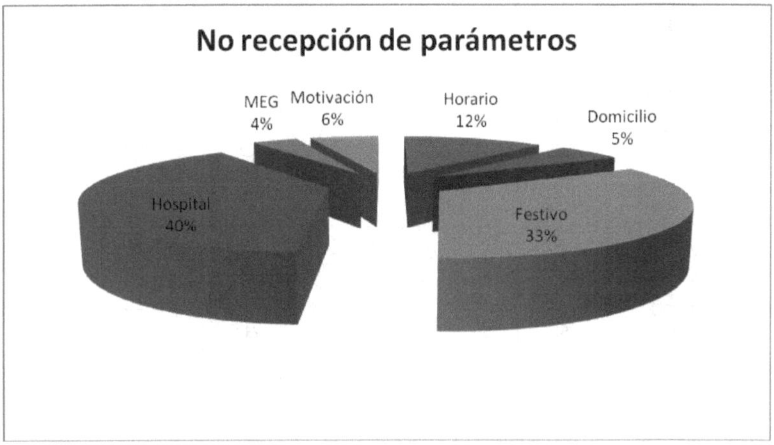

MEG: malestar general del paciente; motivación: falta de motivación del paciente para medirse; horario: medición fuera del horario del estudio (9-17h); domicilio: el paciente no se encuentra en el domicilio; festivo: fin de semana o festividades; hospital: ingreso del paciente o acude para consultas.

Tabla 27. Actuaciones de la centralita de triaje durante el tiempo del estudio.

ID	VT	Total llamadas	No adherencia	AR	Refuerzo	CAU	AEPOC	AEPOCd	%domi	FP	Días monit	%monit	Abandono
1	3	22	4	14	2	2	1	1	100	13	186	88,57	NO
2	4	32	10	26	0	5	5	4	80	21	186	88,57	NO
3	5	37	28	4	2	4	0	0		4	180	85,71	NO
4	2	12	3	8	0	3	1	1	100	7	180	85,71	NO
5	3	29	4	23	1	1	2	2	100	21	180	85,71	NO
6	3	24	6	21	0	0	0	0		21	179	85,23	NO
7	3	6	3	1	1	0	0	0		1	179	85,23	NO
8	5	33	16	14	2	1	3	2	66,67	11	176	83,80	NO
9	4	37	22	14	0	0	3	3	100	11	176	83,80	NO
10	3	38	22	16	0	0	2	2	100	14	176	83,80	NO
11	3	17	6	8	1	8	3	0	0	5	175	83,333	NO
12	4	53	15	35	0	2	1	1	100	34	175	83,33	NO
13	2	44	8	35	0	0	2	2	100	33	175	83,33	NO
14	3	33	17	17	0	1	0	0		17	166	79,04	NO
15	3	14	5	6	0	3	0	0		6	147	70	NO
16	3	22	4	14	2	2	1	1	100	13	186	88,57	NO

ID	VT	Total llamadas	No adherencia	AR	Refuerzo	CAU	AEPOC	AEPOCd	%domi	FP	Días monit	%monit	Abandono
17	2	27	12	13	0	2	3	3	100	10	147	70	**NO**
18	1	19	6	12	0	1	0	0		12	146	69,52	**NO**
19	1	30	15	13	0	1	1	1	100	12	145	69,04	**NO**
20	1	31	6	25	0	1	3	3	100	22	145	69,04	**NO**
21	1	7	2	3	0	2	0	0		3	144	68,57	**NO**
22	2	37	19	15	0	0	4	3	75	11	144	68,57	**NO**
23	1	17	7	8	0	3	0	0		8	144	68,57	**NO**
24	1	21	4	16	0	0	0	0		16	141	67,14	**NO**
25	4	29	12	16	0	0	0	1		16	141	67,14	**NO**
26	3	20	11	8	1	1	1	1	100	7	139	66,19	**NO**
27	3	13	5	7	1	1	0	0		7	138	65,71	**NO**
28	1	22	13	7	0	4	2	2	100	5	133	63,33	**NO**
29	2	0	0	0	0	0	0	0		0	4	2	**SI**
	77	**710**	**285**	**385**	**12**	**47**	**37**	**32**		**348 90,4%**			

***ID:** identificación del paciente; **VT:** visitas técnicas; **AR:** alertas rojas; **refuerzo:** llamadas de la centralita para reforzar el uso de los dispositivos; **CAU:** respuesta de la centralita a las llamadas del paciente; **AEPOC:** agudización de EPOC; **AEPOCd:** agudización de EPOC tratadas en domicilio; **%AEPOCd:** % de las AEPOC tratadas en el domicilio; **FP:** falsos positivos (AR no secundarias a una agudización de EPOC); **días monit:** días de monitorización; **%monit:** % de días de monitorización.*

5. Problemas técnicos detectados.

Se realizaron un total de 77 actuaciones técnicas durante el estudio, incluyendo la instalación-desinstalación de dispositivos (60 actuaciones).

Por tanto, podemos considerar actuaciones directamente relacionadas por "problemas técnicos" 17 episodios. La práctica totalidad de estos se resolvieron telefónicamente y estaban en relación con problemas de cambio de la batería y configuración del tensiómetro y en dos ocasiones se requirió la sustitución del dispositivo (en un caso por caída accidental al suelo y en otro no envío de los parámetros).

6. Satisfacción del paciente con el sistema de telemedicina.

Al final del estudio realizamos un encuesta a todos los pacientes del "grupo de TLM" sobre la satisfacción percibida de diferentes aspectos del programa. Se realizaron un total de 26 encuestas telefónicas del total de 29 pacientes que integraban este grupo al inicio del programa: 2 pacientes fallecieron durante el periodo del estudio y otro paciente se negó a realizar las encuestas del final del estudio.

Los resultados se muestran, para cada de las preguntas realizadas, a continuación:

1. **¿Qué grado de satisfacción le merece las explicaciones, sobre el manejo y mantenimiento de los equipos, dadas por el personal que instaló los equipos en su casa?**

Muy insatisfecho	**0%**	Insatisfecho	**7,7% 2 pac**	Satisfecho	**46,2% 12 pac**	Muy satisfecho	**38,5% 10 pac**	NS/NC	**7,7% 2 pac**

2. **¿Cómo valoraría la facilidad de uso de los equipos?**

Muy difícil	**3,8% 1 pac**	Difícil	**0**	Fácil	**53,8% 14 pac**	Muy fácil	**42,3% 11 pac**	NS/NC	**0**

3. **¿Qué grado de satisfacción le merece la atención telefónica recibida?**

Muy insatisfecho	**0**	Insatisfecho	**0**	Satisfecho	**30,8% 8 pac**	Muy satisfec ho	**69,2% 18 pac**	NS/N C	**0**

4. **¿Se siente satisfecho de la resolución de problemas clínicos/técnicos a través de nuestro servicio telefónico?**

Muy insatisfecho	**0**	Insatisfecho	**0**	Satisfecho	**57,7% 15 pac**	Muy satisfecho	**38,5% 10 pac**	NS/NC	**3,8% 1 pac**

5. **¿Se siente satisfecho de la atención clínica recibida por el Neumólogo en el estudio?**

Muy insatisfecho	**0**	Insatisfecho	**3,8% 1 pac**	Satisfecho	**30,8% 8 pac**	Muy satisfecho	**65,4% 17 pac**	NS/NC	**0**

6. **¿Cómo valoraría la seguridad en el funcionamiento de los equipos?**

Muy difícil	**0**	Difícil	**3,8 % 1 pac**	Fácil	**57,7% 15 pac**	Muy fácil	**38,5% 10 pac**	NS/N C	**0**

7. **¿El sistema de telemonitorización le ha ayudado a sobrellevar mejor sus síntomas?**

Muy en desacuerdo	**0**	En desacuerdo	**3,8% 1 pac**	De acuerdo	**53,8% 14 pac**	Muy de acuerdo	**30,8 % 8 pac**	NS/N C	**11,5% 3 pac**

8. **¿El sistema de telemonitorización le ha ayudado a conocer mejor su enfermedad?**

Muy en desacuerdo	**3,8 % 1 pac**	En desacuerdo	**7,7 % 2 pac**	De acuerdo	**61,5% 16 pac**	Muy de acuerdo	**23,1% 6 pac**	NS/ NC	**3,8% 1 pac**

9. **¿El sistema de telemonitorización le ha ayudado a reducir sus niveles de ansiedad?**

Muy en desacuerdo	**0**	En desacuerdo	**19,2% 5 pac**	De acuerdo	**42,3% 11 pac**	Muy de acuerdo	**34,6% 9 pac**	NS/NC	**3,8% 1 pac**

10. **¿El sistema de telemonitorización le ha permitido tener una mayor autonomía y reducir sus visitas al centro de salud u hospital?**

Muy en desacuerdo	**0**	En desacuerdo	**15,4% 4 pac**	De acuerdo	**34,6% 9 pac**	Muy de acuerdo	**50% 13 pac**	NS/NC	**0**

11. **El sistema de telemonitorización ha tenido un impacto positivo en la manera de vivir con su enfermedad.**

Muy en desacuerdo	**0**	En desacuerdo	**3,8% 1 pac**	De acuerdo	**50% 13 pac**	Muy de acuerdo	**42,3% 11 pac**	NS/NC	**3,8% 1 pac**

12. **¿Considera que sus familiares se han beneficiado del sistema de telemonitorización al reducirse la posible carga psicológica o física que puede ocasionar su enfermedad?**

Muy en desacuerdo	**0**	En desacuerdo	**7,7% 2 pac**	De acuerdo	**34,6% 9 pac**	Muy de acuerdo	**38,5% 10 pac**	NS/NC	**19,2 % 5 pac**

13. **¿Cuál es su nivel de satisfacción con el sistema de telemonitorización? (puntúe de 1 a 10): 9,04** (DT 1,18). Mínimo 6 – Máximo 10

14. **¿Recomendaría a un familiar/amigo, si lo necesita, este sistema? 100% de los encuestados dijeron que SÍ.**

Abreviaturas utilizadas: "pac" = paciente; "DT"= desviación típica.

La media de días de telemonitorización fue de 147,13 días contando con el paciente que abandonó al 4º día del estudio, lo que representa un 70,1% de monitorización o de 152,2 días sin contar con el paciente que abandonó, que representa el 72,5% del tiempo total del estudio. Como hemos comentado anteriormente las principales causas de fallo en la telemonitorización fueron que el paciente estuviese ingresado o el fin de semana/días festivos.

7. Aceptación de los profesionales sanitarios con el sistema de telemedicina.

Al finalizar el estudio se realizó una encuesta para valorar la satisfacción del personal sanitario que participó en el programa de TLM. Se realizó de forma anónima y autoadministrado. Únicamente se solicitó que identificase la especialidad.

Realizamos la encuesta a: 2 Neumólogos, 6 médicos de Atención Primaria, 2 enfermeras, 1 Trabajadora Social, 1 médico de Cuidados Paliativos y 1 fisioterapeuta.

Los resultados se resumen en la siguiente tabla:

Tabla 28. Satisfacción con el programa de telemedicina PROMETE de los profesionales sanitario.

	NML 1		NML 2		NML3	
Utilidad percibida.	INICIO	FIN	INICIO	FIN	INICIO	FIN
UP 1. La utilización de la TELEMEDICINA en mi trabajo me permitiría completar las tareas de una forma más rápida.	NS/NC	SI	NO	SI	NS/NC	SI
UP 2. La utilización de la TELEMEDICINA mejoraría mi rendimiento en el trabajo.	NS/NC	SI	NO	SI	NS/NC	SI
UP 3. La utilización de la TELEMEDICINA en mi trabajo incrementaría mi productividad.	NS/NC	SI	NO	SI	NS/NC	SI
UP 4. La utilización de la TELEMEDICINA mejoraría mi efectividad en el trabajo.	NS/NC	SI	NO	SI	NS/NC	SI
UP 5. La utilización de la TELEMEDICINA haría que la realización de mi trabajo fuese más fácil.	NS/NC	SI	NS/NC	SI	NS/NC	SI
UP 6. Encontraría útil la TELEMEDICINA en mi trabajo.	NS/NC	SI	NS/NC	SI	NS/NC	SI
Facilidad de uso percibida.						
FUP 1. Aprender a trabajar con la TELEMEDICINA sería sencillo para mí.	NS/NC	SI	SI	SI	NS/NC	SI
FUP 2. Me sería fácil lograr que la TELEMEDICINA hiciese lo que quiero que haga.	NS/NC	SI	NS/NC	NO	NS/NC	NO
FUP 3. Mi interacción con la TELEMEDICINA sería clara y comprensible.	NS/NC	SI	NS/NC	SI	NS/NC	SI
FUP 4. Encontraría la TELEMEDICINA flexible para poder interactuar con ella.	NS/NC	SI	SI	SI	NS/NC	NO
FUP 5. Sería fácil para mí llegar a ser competente en la utilización de la TELEMEDICINA.	NS/NC	SI	SI	SI	NS/NC	SI
FUP 6. La TELEMEDICINA me resultaría fácil de utilizar.	NS/NC	SI	SI	SI	NS/NC	SI
Intención de uso.						
IU1. Tengo la intención de utilizar la TELEMEDICINA cuando esté disponible en mi centro.	SI	SI	SI	SI	SI	SI
IU2. Tengo la intención de utilizar la TELEMEDICINA cuando sea necesario para proveer servicios de salud a mis pacientes.	SI	SI	NS/NC	SI	SI	SI
IU3. Tengo la intención de emplear la TELEMEDICINA de modo rutinario con mis pacientes.	NS/NC	SI	NS/NC	SI	NS/NC	SI

	NML 4		NML 5		TRAB.SOCIAL	
Utilidad percibida.	INICIO	FIN	INICIO	FIN	INICIO	FIN
UP 1. La utilización de la TELEMEDICINA en mi trabajo me permitiría completar las tareas de una forma más rápida.	NS/NC	NO	NO	SI	SI	SI
UP 2. La utilización de la TELEMEDICINA mejoraría mi rendimiento en el trabajo.	NS/NC	SI	NO	SI	SI	SI
UP 3. La utilización de la TELEMEDICINA en mi trabajo incrementaría mi productividad.	NS/NC	SI	NO	NO	SI	SI
UP 4. La utilización de la TELEMEDICINA mejoraría mi efectividad en el trabajo.	NS/NC	NO	NO	SI	SI	SI
UP 5. La utilización de la TELEMEDICINA haría que la realización de mi trabajo fuese más fácil.	NS/NC	SI	NO	SI	SI	SI
UP 6. Encontraría útil la TELEMEDICINA en mi trabajo.	NS/NC	SI	NS/NC	SI	SI	SI
Facilidad de uso percibida.						
FUP 1. Aprender a trabajar con la TELEMEDICINA sería sencillo para mí.	SI	SI	SI	SI	SI	SI
FUP 2. Me sería fácil lograr que la TELEMEDICINA hiciese lo que quiero que haga.	NS/NC	NS/NC	NS/NC	SI	NS/NC	SI
FUP 3. Mi interacción con la TELEMEDICINA sería clara y comprensible.	NS/NC	SI	NS/NC	SI	NS/NC	SI
FUP 4. Encontraría la TELEMEDICINA flexible para poder interactuar con ella.	NS/NC	SI	NS/NC	SI	SI	SI
FUP 5. Sería fácil para mí llegar a ser competente en la utilización de la TELEMEDICINA.	NS/NC	SI	SI	SI	NS/NC	SI
FUP 6. La TELEMEDICINA me resultaría fácil de utilizar.	NS/NC	SI	SI	SI	NS/NC	NS/NC
Intención de uso.						
IU1. Tengo la intención de utilizar la TELEMEDICINA cuando esté disponible en mi centro.	SI	SI	NS/NC	SI	SI	SI
IU2. Tengo la intención de utilizar la TELEMEDICINA cuando sea necesario para proveer servicios de salud a mis pacientes.	SI	SI	NS/NC	SI	SI	SI
IU3. Tengo la intención de emplear la TELEMEDICINA de modo rutinario con mis pacientes.	SI	SI	NS/NC	SI	NS/NC	SI

	ENF 1		ENF 2		MAP1	
Utilidad percibida.	INICIO	FIN	INICIO	FIN	INICIO	FIN
UP 1. La utilización de la TELEMEDICINA en mi trabajo me permitiría completar las tareas de una forma más rápida.	NS/NC	SI	NS/NC	SI	NO	NO
UP 2. La utilización de la TELEMEDICINA mejoraría mi rendimiento en el trabajo.	NS/NC	SI	NS/NC	SI	NO	SI
UP 3. La utilización de la TELEMEDICINA en mi trabajo incrementaría mi productividad.	NS/NC	SI	NS/NC	SI	NO	SI
UP 4. La utilización de la TELEMEDICINA mejoraría mi efectividad en el trabajo.	NS/NC	SI	NS/NC	SI	NS/NC	SI
UP 5. La utilización de la TELEMEDICINA haría que la realización de mi trabajo fuese más fácil.	NS/NC	SI	NS/NC	SI	NO	SI
UP 6. Encontraría útil la TELEMEDICINA en mi trabajo.	NS/NC	SI	NS/NC	SI	NS/NC	SI
Facilidad de uso percibida.						
FUP 1. Aprender a trabajar con la TELEMEDICINA sería sencillo para mí.	NS/NC	SI	NS/NC	NS/NC	SI	SI
FUP 2. Me sería fácil lograr que la TELEMEDICINA hiciese lo que quiero que haga.	NS/NC	NS/NC	NS/NC	NS/NC	SI	SI
FUP 3. Mi interacción con la TELEMEDICINA sería clara y comprensible.	NS/NC	SI	NS/NC	SI	SI	SI
FUP 4. Encontraría la TELEMEDICINA flexible para poder interactuar con ella.	NS/NC	SI	NS/NC	SI	SI	SI
FUP 5. Sería fácil para mí llegar a ser competente en la utilización de la TELEMEDICINA.	NS/NC	SI	NS/NC	NS/NC	SI	SI
FUP 6. La TELEMEDICINA me resultaría fácil de utilizar.	NS/NC	SI	NS/NC	SI	SI	SI
Intención de uso.						
IU1. Tengo la intención de utilizar la TELEMEDICINA cuando esté disponible en mi centro.	SI	SI	SI	SI	SI	SI
IU2. Tengo la intención de utilizar la TELEMEDICINA cuando sea necesario para proveer servicios de salud a mis pacientes.	SI	SI	SI	SI	SI	SI
IU3. Tengo la intención de emplear la TELEMEDICINA de modo rutinario con mis pacientes.	NS/NC	SI	NS/NC	SI	NS/NC	NO

	MAP2		MAP3		MAP4	
Utilidad percibida.	INICIO	FIN	INICIO	FIN	INICIO	FIN
UP 1. La utilización de la TELEMEDICINA en mi trabajo me permitiría completar las tareas de una forma más rápida.	NS/NC	SI	NO	NO	NS/NC	SI
UP 2. La utilización de la TELEMEDICINA mejoraría mi rendimiento en el trabajo.	NS/NC	SI	NO	NO	NS/NC	NO
UP 3. La utilización de la TELEMEDICINA en mi trabajo incrementaría mi productividad.	NS/NC	SI	NO	NO	NS/NC	SI
UP 4. La utilización de la TELEMEDICINA mejoraría mi efectividad en el trabajo.	NS/NC	SI	NO	NO	NS/NC	SI
UP 5. La utilización de la TELEMEDICINA haría que la realización de mi trabajo fuese más fácil.	NS/NC	SI	NO	NO	NS/NC	NO
UP 6. Encontraría útil la TELEMEDICINA en mi trabajo.	NS/NC	SI	NO	NO	NS/NC	NO
Facilidad de uso percibida.						
FUP 1. Aprender a trabajar con la TELEMEDICINA sería sencillo para mí.	NS/NC	SI	NO	NO	NS/NC	SI
FUP 2. Me sería fácil lograr que la TELEMEDICINA hiciese lo que quiero que haga.	NS/NC	NO	NO	NO	NS/NC	SI
FUP 3. Mi interacción con la TELEMEDICINA sería clara y comprensible.	NS/NC	SI	NO	NO	NS/NC	SI
FUP 4. Encontraría la TELEMEDICINA flexible para poder interactuar con ella.	NS/NC	NO	NO	NO	NS/NC	SI
FUP 5. Sería fácil para mí llegar a ser competente en la utilización de la TELEMEDICINA.	NS/NC	SI	NO	NO	NS/NC	SI
FUP 6. La TELEMEDICINA me resultaría fácil de utilizar.	NS/NC	SI	NO	NO	NS/NC	SI
Intención de uso.						
IU1. Tengo la intención de utilizar la TELEMEDICINA cuando esté disponible en mi centro.	NS/NC	SI	NO	NO	NS/NC	SI
IU2. Tengo la intención de utilizar la TELEMEDICINA cuando sea necesario para proveer servicios de salud a mis pacientes.	NS/NC	SI	NO	NO	NS/NC	SI
IU3. Tengo la intención de emplear la TELEMEDICINA de modo rutinario con mis pacientes.	NS/NC	SI	NO	NO	NS/NC	NO

NML: Neumólogo, MAP: médico de Atención Primaria, ENF: enfermera, TRAB. SOCIAL: trabajadora social.

La evolución de las respuestas se muestra en la siguiente gráfica:

Figura 31. Respuestas de los profesionales sanitarios al cuestionario sobre la percepción de la telemedicina realizado al inicio del estudio:

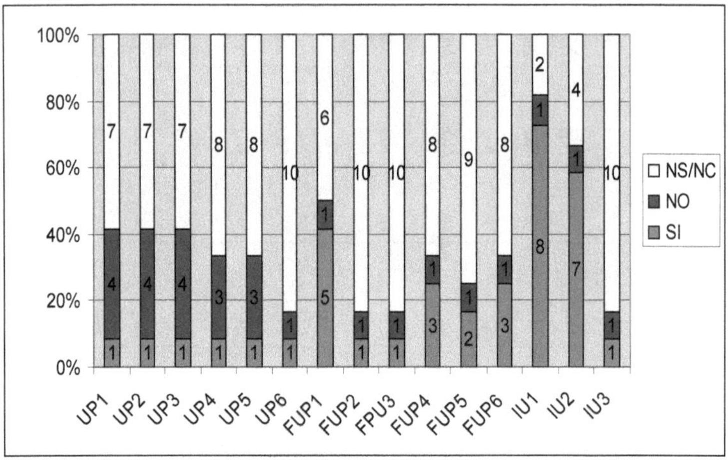

Figura 32. Evolución de las respuestas a los cuestionarios de percepción de la utilidad de la telemedicina por los profesionales sanitarios.

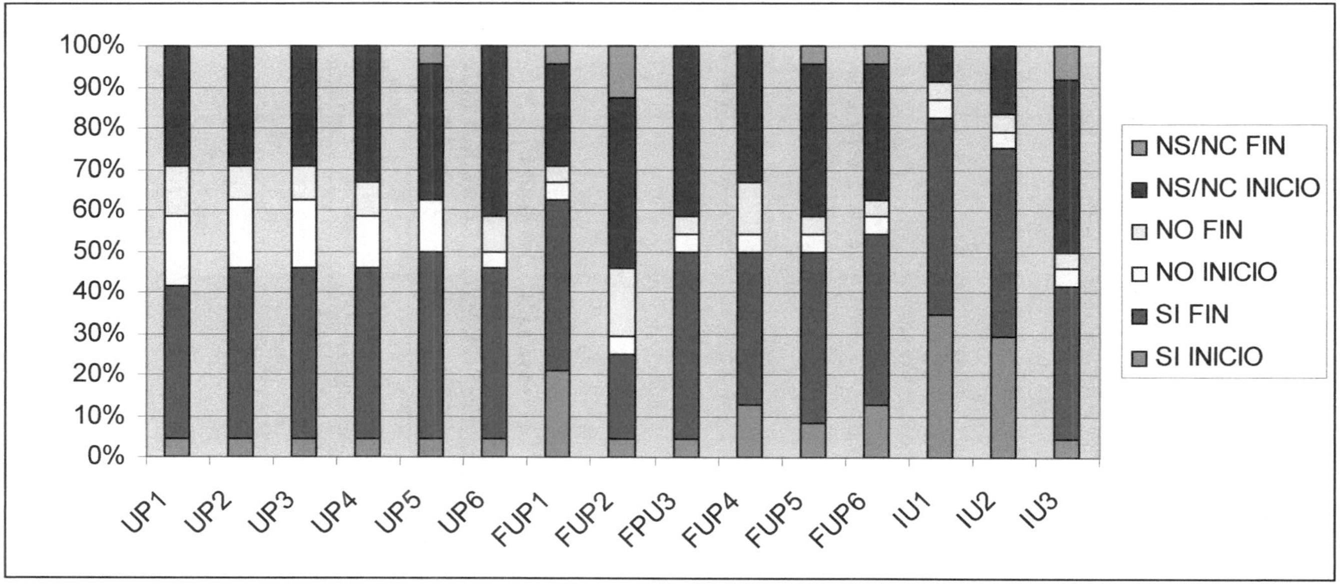

8. Causas de agudización de EPOC no detectadas por el sistema de telemonitorización.

Hubo 12 AEPOC no detectadas con la telemonitorización, que representó el 26% del total. Los principales motivos fueron:

- AEPOC fuera del horario de la centralita: 3 casos.
- Parámetros normales: 3 casos.
- No adherencia: 4 casos.
- El paciente no se mide y acude directamente a su médico o Servicio de Urgencias: 3 casos.

La clasificación de la gravedad de estas AEPOC fue: 6 moderadas, 3 graves, 2 muy graves y 1 no se clasificó.

Tabla 29. Causas de "alertas rojas" no detectadas.

MOTIVO	Nº episodios
Parámetros recibidos correctos	3 veces
"Alerta roja" fin de semana	3 veces
"Alerta roja" nocturna	2 veces
Llama el paciente a la centralita sin monitorizarse	1 vez
No se reciben datos de monitorización	3 veces
Total "alertas rojas" no detectadas	***12 episodios***

9. Causas de "alertas clínicas" no debidas a la agudización de EPOC.

Mediante la TLM se realizaron diagnósticos alternativos no relacionados con la EPOC como causantes de las AR y en algunos casos (dos pacientes con HTA de difícil control, un paciente con síndrome de apnea del sueño y titulación de CPAP, un paciente con dolor neuropático y un paciente con una fibrilación auricular) permitió el seguimiento y ajuste de dosis.

Las principales patologías detectadas fueron: síndrome depresivo (4 pacientes), síntomas digestivos: gastroenteritis (2 pacientes), dolor abdominal (finalmente la paciente se derivó a Urgencias y se diagnosticó de colangitis), estreñimiento (3 pacientes), anorexia en paciente terminal (1 paciente), infección por *Helicobacter pylori* (1 pacientes); ángor de esfuerzo (2 pacientes); ICC (5 pacientes).

Durante el seguimiento se recogieron datos de visita a Urgencias/ingreso hospitalario por otras causas diferentes a la EPOC. El número de visitas por otros motivos fueron muy similares en ambos grupos y al clasificar las patologías por grupos de enfermedad, las principales causas fueron digestivas y cardiológicas.

Tabla 30. Visitas a Urgencias/Ingresos hospitalarios por otros motivos diferentes a la agudización de EPOC durante el seguimiento de la muestra.

Causas (por especialidad)	Telemedicina (nº episodios)	Asistencia convencional (nº episodios)	Total
Cardiología	*3*	*3*	**6**
Nefrología	*1*	*3*	**4**
Digestivo	*5*	*3*	**8**
Reumatología	*0*	*1*	**1**
	9	**10**	

10. Analizar las causas de abandono o rechazo de los pacientes para participar en el estudio.

Durante la fase de reclutamiento 6 pacientes del grupo TLM declinaron participar en el estudio porque no querían monitorizarse de forma diaria. No registramos ningún rechazo a participar en el estudio en el grupo AC.

Una vez iniciado el estudio un paciente decidió abandonar el mismo tras 4 días de haberse iniciado porque consideró que no quería monitorizarse todos los días y los dispositivos le afectaban a su rutina diaria. Otro paciente solicitó ser dado de baja del estudio tras ingresar por un cuadro de IC, solicitando volver al mismo cuando fue dado de alta sin objetivarse problemas posteriores durante el tiempo del estudio.

No detectamos abandonos por la complejidad del uso de los dispositivos, aunque los datos recibidos de un paciente fueron los de su vecina.

Capítulo 5- DISCUSIÓN

El programa PROMETE combina los recursos de la TLM con la asistencia convencional para mejorar el manejo de pacientes con EPOC grave. Los principales resultados de este programa piloto son una reducción significativa en el número de Urgencias y hospitalizaciones por agudizaciones de EPOC en aquellos pacientes del grupo de TLM con buena aceptación e igual seguridad que los pacientes del grupo de asistencia convencional.

Nuestra población de estudio fueron pacientes con EPOC con una edad media de unos 75 años, algo superior a las incluidas en la revisión de Franquet en la que se incluyeron 5 ensayos clínicos aleatorizados (310 pacientes en total) donde la edad de los pacientes se encontraba entre 61,2-74,5 años [140], y con una obstrucción grave al flujo aéreo (FEV_1 medio 38,9%), oxígeno domiciliario, múltiples comorbilidades (índice de Charlson 3,57), limitaciones a las actividades de la vida diaria (Barthel 89,3 y el 64% con necesidad de cuidador), polimedicado (media de 8,30 fármacos/día) y en un 46,7% del grupo TLM con más de dos ingresos por AEPOC en el año previo.

El seguimiento diario con TLM nos permitió tratar la AEPOC en las fases tempranas. El 78% de las AEPOC fueron clasificadas como moderadas y las actuaciones principales fueron telefónicas (74%) y con una visita en el domicilio del paciente (5%). Realizamos una atención centrada en el domicilio del paciente, iniciando el tratamiento de la AEPOC hasta en el 80% de los casos desde el domicilio.

Por objetivos propuestos al inicio del estudio el programa PROMETE permitió comprobar:

Comprobación del objetivo primario del estudio

Evaluar la efectividad del sistema de telemonitorización, medido como número de agudizaciones que requieran que el paciente acuda a Urgencias, ingresos hospitalarios y exitus durante el periodo del estudio.

Los pacientes del "grupo TLM" tuvieron una reducción del 55% de las AEPOC que requirieron valoración hospitalaria en comparación con el "grupo AC". El número de visitas a Urgencias fue de 20 en el "grupo TLM" frente a 57 en el grupo AC (p <0,001), 12 ingresos del "grupo TLM" frente a 33 del "grupo AC" (p <0,015) y los días totales de ingreso fueron 113 días en "grupo TLM" frente a 276 (11,3 días/paciente en el "grupo TLM" vs 13,8 días/paciente "grupo AC")(p <0,018).

En el grupo AC 8 pacientes ingresaron en la UMR y requirieron soporte respiratorio con VMNI ningún paciente en el "grupo de TLM". Una paciente fue ingresada en UCI e intubado en el "grupo de TLM" por un broncoespasmo secundario a una infección viral. El episodio ocurrió por la noche y no se registraron datos de telemonitorización previamente.

La media de días hasta la primera AEPOC que requirió valoración en hospitalaria también fue mayor en el "grupo de TLM" (141 días frente a 77, p<0,003).

En el "grupo TLM" 19 pacientes no tuvieron agudizaciones, frente a 10 en el "grupo AC".

En relación con el número de fallecimientos, 4 pacientes fueron exitus en el "grupo AC" (3 por causas relacionadas con la EPOC) y 2 en el "grupo TLM" (1 relacionado con la EPOC), sin encontrar diferencias estadísticamente significativas entre ambos grupos.

En el "grupo TLM", de las 50 agudizaciones que se produjeron, 37 fueron detectadas por alteración de los parámetros telemonitorizados (74%). Según nuestra clasificación 30 fueron moderadas, 5 graves, 1 muy grave y 1 no clasificada.

La asistencia se realizó en el domicilio del paciente en el 86.48% de los casos (24 teléfono y 8 domicilio).

En los parámetros telemonitorizados la **saturación de oxígeno** fue el principal parámetro alterado, registrándose una alteración en 30 (60%) de las 50 "alertas rojas", seguido del pico-flujo en 7 (14%).

Discusión

Según nuestros resultados el **programa PROMETE** fue eficaz en la mejoría de las variables clínicas con "disminución de las AEPOC que requirieron valoración en Urgencias". En el año 2010 Polisena y cols publicaron una revisión donde se incluyeron 9 artículos originales (521 pacientes en total) donde se demostró que la TLM disminuía hasta en un 21% la estancia hospitalaria y el número de visitas a Urgencias [178].En nuestro estudio se redujo el 55% de las agudizaciones que requirieron valoración en Urgencias. Encontramos diferencias estadísticamente significativas en el número de días de ingresos, siendo menos en el "grupo de TLM" ($p<0,018$), al igual que la estancia media ajustada por paciente (11,3 días/paciente en el "grupo TLM" vs 13,8 días/paciente "grupo AC"). Otros trabajos, como los de Lewis y Koff [138,139], no demostraron diferencias en la estancia hospitalarias entre ambos grupos (TLM vs AC).

Trappenburg también demostró una disminución en el número de visitas a Urgencias al comparar un programa de TLM combinado con un programa educacional (n=56 pacientes) frente la AC (n=59 pacientes) en pacientes con EPOC durante un seguimiento de 6 meses. [179]

Resultados similares han sido publicados en una revisión de la Cochrane en 2011 [142], observando también una mejoría en la calidad de vida de los pacientes. Vitacca demostró en un grupo de 101 pacientes con EPOC con una obstrucción grave al flujo aéreo una disminución, en el grupo de TLM, del número de hospitalizaciones (-36%), llamadas al MAP (-65%) y agudizaciones de la enfermedad (-71%). [140]

El grupo De Toledo demostró en una cohorte de 157 pacientes con EPOC grave que el seguimiento mediante TLM disminuía el riesgo de reingreso (51% grupo TLM no reingresaron frente al 33% del grupo control, $p<0,004$). [146]

En la revisión de la Cochrane de McLean no se encontraron diferencias en la mortalidad [142]. Según nuestros datos los paciente del grupo AC fallecieron más durante el estudio (4 exitus vs 2) pero estas diferencias no fueron estadísticamente significativas. Una posible explicación podría ser que la peor clase funcional de los pacientes del estudio en ambos grupos supusiera un peor pronóstico por sí mismo y, por otro lado, el periodo de tiempo del estudio (7 meses en total). Si bien es verdad que en la actualidad no disponemos de artículos que demuestren una diferencia estadísticamente significativa en la mortalidad, si que hay publicaciones, con datos similares al estudio PROMETE, que detectan una menor mortalidad en el "grupo de TLM". En el trabajo de Vitacca la mortalidad del "grupo TLM" fue del 18% en comparación con la del 23% del grupo control, sin ser esta diferencia estadísticamente significativa. [140]

Por otro lado, los pacientes de nuestro grupo de TLM tuvieron un tiempo “libre de agudización” mayor que los pacientes de asistencia convencional, prácticamente el doble en el “grupo de TLM” (144 vs 77 días, $p<0,003$). En el trabajo de Trappenburg y cols, el grupo intervención tuvo un retraso en el contacto con el SNS de -2,9 días (-3.5 a 2,4) respecto al grupo control ($p<0,001$) [179]. Vitacca realizó un estudio en pacientes con EPOC y obstrucción grave al flujo aéreo (%FEV_1 39%, DT 24%), los pacientes del “grupo TLM” tuvieron una tiempo libre de enfermedad después de la primera agudización de EPOC ($p<0,00001$). [141]

Hasta la actualidad los estudios en grupos de pacientes más graves se reducen a los trabajos de Vitacca en una población de 240 pacientes con insuficiencia respiratoria grave, con un FEV_1 en torno al 40% y el grupo De Toledo con un FEV_1 del 42% [141,146]. También en el trabajo de Koff el FEV_1 medio fue del 33,6%, pero la edad media de los pacientes se situó en torno a los 65 años, entre el 15-30% vivían solos y no se hacía mención al número de comorbilidades [138]. Faltan más estudios en la población de pacientes con mayor número de comorbilidades o limitaciones de la vida diaria y de mayor edad.

El estudio PROMETE pone de relieve la importancia de la actuación precoz en la AEPOC. Pudimos intervenir en un porcentaje elevado desde el domicilio del paciente (86,4%) y en muchos de los casos dando recomendaciones telefónicas. En nuestra experiencia el principal parámetro alterado fue la $SatO_2$ (60% de la AEPOC). En el estudio de Koff, la $SatO_2$ también fue la principal medida que se alteró en las agudizaciones, en este caso en el 56%, seguido también por datos de la espirometría (FEV_1) [138].

Hurst telemonitorizó a 31 pacientes con EPOC moderado-grave durante 2070 días, recogiendo datos clínicos, de frecuencia cardíaca, saturación de oxígeno y pico flujo. A pesar del pequeño tamaño muestral, concluyó que en presencia de síntomas la alteración en la saturación de oxígeno y/o frecuencia cardíaca tenía una sensibilidad del 71% y una especificidad del 74% para detectar una agudización de EPO [180].

En el programa PROMETE por consenso del comité científico al inicio del estudio se decidió no utilizar el FEV_1 como parámetro de monitorización por dos razones: en primer lugar por las características de los pacientes (ancianos, limitaciones de la vida diaria, situación basal limitada) nos pareció complicado un correcto adiestramiento para la realización del FEV_1 y por otro lado, como se trataban de pacientes con un EPOC grave, la realización repetida de una espirometría se consideró un esfuerzo que podría ser un factor de confusión como desencadenante de una AEPOC.

Por este motivo decidimos utilizar el PEF, ya que resultó más fácil en el adiestramiento de los pacientes. Si bien es cierto que sólo una paciente tenía antecedentes de asma y por tanto, sería más interesante ver la variabilidad en este grupo y no existen datos concluyentes en el uso del pico-flujo en el grupo EPOC, el grupo de van den Berge relacionaron la caída del porcentaje del pico-flujo con el riesgo de una agudización en pacientes con EPOC y una obstrucción moderada-grave al flujo aéreo [181]. Donaldson y cols en su trabajo con 308 pacientes con EPOC, demostraron una correlación entre la variaciones en el pico-flujo y las agudizaciones por año de forma estadísticamente significativa ($p<0,009$). [182]

Según nuestros resultados no podemos concluir que sea un buen marcador de monitorización, a pesar que fue el segundo parámetro más alterado cuando existió una agudización, ya que no se puede descartar el factor de confusión de que el paciente tenga peores resultados en el porcentaje del teórico del PEF cuando está agudizado porque al encontrarse mal realiza peor la técnica porque requiere un esfuerzo que le resulta complicado de hacer.

En conclusión, el programa PROMETE nos ha permitido actuar de forma precoz, iniciando el tratamiento desde el domicilio del paciente y reduciendo el número de visitas a Urgencias e ingresos hospitalarios por agudización de EPOC en aquellos pacientes más graves, mediante una detección temprana de la agudización.

- **Seguimiento de la muestra a los 90 días de finalización del estudio:**

Cuando finalizamos el periodo de telemonitorización realizamos un seguimiento de ambos grupos durante 90 días, sin realizar ninguna intervención.

Registramos las mismas variables clínicas de recogidas durante el programa, detectando las mismas visitas a Urgencias en ambos grupos (6 en total), 3 ingresos en el "grupo de TLM" frente a 5 en el de AC con 31 días de ingreso en el "grupo de TLM" frente a 37.

Un paciente en cada grupo requirió VMNI y falleció un paciente del grupo de AC. En el grupo de TLM 3 pacientes fueron derivados un programa de Cuidados Paliativos en Domicilio.

Discusión

En la actualidad no disponemos de datos que nos hablen de la evolución del "grupo de TLM" tras finalizar un programa específico de seguimiento mediante telemonitorización. Según los datos de nuestro estudio piloto PROMETE el efecto positivo de la TLM desaparece cuando finaliza el programa.

Como hemos referenciado anteriormente son múltiples los estudios que hablan del impacto beneficioso de la TLM sobre la disminución del número de visitas a Urgencias e ingresos hospitalarios en los pacientes con EPOC. Probablemente la clave radique en la detección precoz de la agudización mediante la alteración de los parámetros telemonitorizados.

Los datos del seguimiento a los 90 días demuestras este punto y la recuperación de la "peor evolución" previa del grupo TLM pone en duda la cuestión ética de sí debemos finalizar estos programas y por otro lado, refuerza la necesidad de hacer estudios más amplios para seleccionar mejor la población que más se podría beneficiar de ellos y seguir avanzado en los trabajos de coste-efectividad.

Comprobación de los objetivos secundarios:

- ***Evaluar el impacto del programa de telemedicina sobre las puntuaciones de los cuestionarios de calidad de vida realizados (St. George, CAT, EuroQol).***

Al inicio y final del estudio realizamos a ambos grupos cuestionarios de calidad de vida y test de Goldberg (ver "material y métodos").

En relación con la puntuación de la calidad de vida en una escala visual analógica, el grupo en seguimiento con TLM mostró una mejoría estadísticamente significativa (5,2 a 6,3; $p<0,006$), mientras que no se modificó en el grupo control.

No detectamos diferencias en ambos grupos en el cuestionario CAT.

En el test de Goldberg, el "grupo de TLM" mejoró de forma estadísticamente significativa la puntuación para depresión (3,8 vs 2,1) pero no modificó la de ansiedad (3,7 vs 3,1).

El cuestionario de St. George no detectó diferencias estadísticamente significativas en el "grupo de TLM" al inicio y al final del estudio, ni en la puntuación total (56,25 vs 50,28, $p<0,16$) ni en ninguna de las esferas exploradas por el cuestionario (síntomas, actividad o impacto). Aunque si que hemos observado una mejor puntuación en estos ítems con respecto al inicio del estudio. En cambio en el grupo de asistencia convencional las puntuaciones tanto al inicio como al final del estudio fueron prácticamente las mismas. Al comparar ambos grupos la puntación final del "grupo de TLM" sí que fue mejor que el de asistencia convencional, pero las diferencias no fueron significativas. La mayor diferencia la encontramos en el ítem de síntomas que fue de 70,87 en el "grupo de TLM" y 77,18 en el "grupo de AC" (p<0,07).

Discusión

La valoración de la calidad de vida en los programas de TLM ha tenido resultados muy dispares. En el trabajo de Sicotte y cols, los pacientes del grupo de TLM no modificaron los parámetros de calidad de vida medidos con el cuestionario de St. George, aunque los pacientes del grupo control declinaron sus puntuaciones [183]. En la revisión de la Cochrane si se demostraron diferencias en la calidad de vida [142]. Koff y cols demostraron una mejoría en la puntuación media del cuestionario St. George en el "grupo de TLM" [138]. Lewis y cols por su parte, no encontraron diferencias entre los grupos TLM y asistencia convencional en el cuestionario de St. George, cuestionario de ansiedad y el EuroQol5D. [139]

En el trabajo de Trappenburg [171] el uso de un plan personalizado de acción y el seguimiento de una enfermera gestora de casos en pacientes con EPOC moderado no detectó diferencias estadísticamente significativas en los cuestionarios HAD y en el St. George entre el grupo intervención y el control, en cambio si detectó diferencias en la autoeficacia relacionada con la agudización (p<0,001), tanto en el reconocimiento como en la prevención/acción.

En nuestra serie hemos detectado que los pacientes del "grupo de TLM" otorgan una mejor puntuación a su calidad de vida al final del estudio de forma estadísticamente significativa y disminuye la puntuación del test de Goldberg para depresión, manteniéndose estable la de ansiedad como ocurría en el estudio de Koff [138]. En un trabajo realizado por Balbo en pacientes con EPOC grave y oxigenoterapia se determinó que la prevalencia de ansiedad y depresión era muy elevada ($p<0,05$) [184]. Según Yohannes el 40% de los pacientes con EPOC sufre depresión [185]. En esta revisión el autor refiere que en Inglaterra según una encuesta realizada entre los médicos de Atención Primaria el 72% de estos refería que hacía un cuestionario de screening regularmente para detectar depresión en los pacientes con EPOC. La prevalencia de diagnóstico de depresión en nuestro estudio en el cuestionario inicial fue del 11,6%, aunque al realizar el cuestionario Goldberg la puntuación media de ambos grupos (TLM y AC) estuvo por encima del punto de corte para despistaje de depresión (3,76±2,9 en TLM y 3,52±2,7 en AC).

Detectamos una diferencia estadísticamente significativa en la puntuación de depresión en el cuestionario de Goldberg en el subapartado de depresión en el grupo de TLM al final del estudio (3,76 vs 2,12 $p<0,006$). Probablemente la explicación a este hecho radique en:

A. **<u>Disminución del número de agudizaciones que requirieron ingreso</u>**. Los pacientes con más agudizaciones tienen peor puntuación en los cuestionarios de CVRS y mayor prevalencia de depresión en comparación con el subgrupo de pacientes que no agudizan de forma frecuente. [105]

B. <u>Mayor accesibilidad a los servicios sanitarios.</u>

C. **Sensación de estar más cuidados**. En la encuesta final de satisfacción del estudio el 92,3% de los pacientes estuvieron de acuerdo (50%) o muy de acuerdo (42,3%) con que la TLM había tenido un impacto positivo en la "manera de vivir con su enfermedad". Por otro lado, según los datos de esta encuesta, el sistema de TLM también tuvo un impacto en la reducción de la ansiedad percibida por el paciente (76.9% de acuerdo-muy de acuerdo) y en la manera de sobrellevar mejor la enfermedad (84,6% de acuerdo-muy de acuerdo).

El no encontrar diferencias en el cuestionario CAT probablemente se deba a la grado de severidad de la enfermedad. No hemos analizado la evolución de los datos de este cuestionario durante las agudizaciones de los pacientes de forma reglada. El cuestionario CAT es una herramienta útil para cuantificar las agudizaciones y un marcador para evaluar la efectividad del tratamiento de la misma [186], con suficiente sensibilidad para valorar el impacto en la calidad de vida del paciente relacionado con la agudización [176]. En definitiva, creemos que el no encontrar diferencias en este cuestionario en la fase estable se deba a que se trata de pacientes con características similares de su EPOC y sin agudización en ese momento. Planteamos como trabajo futuro la valoración de la evolución del cuestionario CAT en las agudizaciones para confirmar la hipótesis que sea este el factor que determine las diferencias en este cuestionario entre los dos grupos.

- ***Describir las actuaciones de la centralita de triaje.***

La centralita de triaje (CT) estaba formada por dos enfermeras de Linde Healthcare, especializadas en programas de TLM. Este trabajo de gestión de la información por la enfermera de la centralita nos permitió:

- Disminuir la sobrecarga clínica del NML del estudio.
- Mejorar la gestión clínica del paciente. Trabajando siempre de forma coordinada con Atención Primaria.
- Clasificar las "alertas rojas" según la gravedad y resolviendo gran parte de ellas directamente, ya que se muchas eran debidas a:
    - El paciente se medía sin ponerse el oxígeno y el registro de la pulsioximetría era bajo.
    - No se tomaba la medicación.
    - No se realizaba las mediciones correctamente.

Durante los 7 meses del estudio se realizaron un total de **710 llamadas telefónicas**. El 50% estuvo relacionado con "alertas clínicas", de estas 50 fueron secundarias a una agudización de EPOC (16% del total).Esto representa un total de **348 falsos positivos** (activación de las alertas clínicas por otros motivos no debidos a una agudización de EPOC).

Se realizaron **245 llamadas** por alertas de no adherencia. Las causas principales fueron: ingreso del paciente en el hospital y los periodos vacacionales o de fin de semana, como veremos con más detalle en el capítulo correspondiente.

La CT realizó un total de 12 llamadas de refuerzo a los pacientes, para mejorar el uso de los dispositivos de telemonitorización.

El total de llamadas que recibió el NML coordinador del estudio fue del 5% del total de las realizadas, disminuyendo en gran medida la sobrecarga de trabajo.

Discusión

En los trabajos de telemonitorización se genera gran cantidad de información, que no siempre es clínica. En un estudio de telemonitorización en pacientes EPOC realizado durante 3 meses, se realizaron 190 llamadas por la centralita. De estas, sólo en el 15% se necesitó a un médico. Del total de los problemas clínicos detectados el 37,1% fue debido a causas respiratorias [130]. En nuestro estudio, el 16% de los problemas clínicos estuvieron directamente relacionados con la agudización de EPOC. En el resto de alertas clínicas gracias a la telemonitorización detectamos fundamentalmente agudizaciones de ICC y alteraciones de TA.

En la elección de las alertas clínicas se hizo una media de las mediciones de los pacientes en situación estable de tres días consecutivos y se eligieron rangos de alerta con la intención de tener una alta sensibilidad o capacidad de detectar el mayor rango de alertas posibles. Con esta estrategia sabemos que incrementamos el número de falsos positivos, en nuestro estudio del 90,4%, pero con el objetivo de evitar que pasen desapercibidas agudizaciones de EPOC sin alteración de los parámetros. En nuestro estudio esto ocurrió en 3 agudizaciones de las 50 ocurridas durante el estudio (**6% del total**). Este hecho es relevante ya que pone en evidencia que a pesar de la buena sensibilidad que ha tenido nuestro estudio posiblemente existan señales que se pierdan, porque ocurran fuera del horario de acción o estén influenciados por otros factores. En cualquier caso, la correcta selección del rango de las alertas es un punto crítico en los trabajos de telemonitorización.

Otro punto clave que se puede desprender de la gran cantidad de llamadas realizadas por la CT (710 en total), es la elevada información generada y por tanto, la necesidad de trabajar en equipos multidisciplinares [135]. La enfermera gestora de caso tiene un papel clave, ya que permite filtrar la información, resolver problemas clínicos y servir de nexo de unión entre el paciente y el clínico [135,187]. Un punto importante del estudio de Ure es la percepción de los médicos que intervinieron en su programa de TLM y la preocupación en relación con una posible sobrecarga de trabajo por no existir un correcto filtro en la interpretación inicial de los síntomas que refería el paciente [187]. Datos similares fueron aportados por el trabajo De Toledo. [146]

En este sentido, aunque en nuestro estudio la satisfacción global de los profesionales sanitarios fue elevada, si que detectamos esta preocupación en especial entre los médicos de Atención Primaria. Por ello, al igual que los otros autores antes mencionados, creemos que es importante que existe un filtro previo de la información para evitar una saturación del médico en la atención de alertas clínicas que no lo son cómo tal. Esta labor de filtro y resolución de muchas de las alertas debería ser realizado por una enfermera con capacidad de gestión del paciente y con función de nexo entre Atención Primaria y Especializada. Trappenburg demostró en un trabajo con 233 pacientes con

EPOC con un FEV_1 medio del 56±21% que un plan de acción personalizado con el apoyo continuo de un gestor de casos reduce el impacto de las AEPOC sobre el estado de salud (la recuperación de síntomas fue de -3,68 días y el Hazard ratio, HR, de recuperación de la salud de 1,58 con un intervalo de confianza (IC) del 95% 0,96-2,60) y tiende a acelerar al recuperación (HR 1,30, con un IC del 95% 0,92-1,84). En este estudio los pacientes tuvieron una disminución de los días de ingreso por agudización comparado con los 6 meses previos (12,3±8,3 vs 6,6±2,8 p<0,09). [179]

El total de llamadas que llegaron al NML coordinador del estudio fue el **5% del total**, lo que habla de la buena gestión de la información por parte de la CT.

- ***Analizar los problemas técnicos del sistema de telemedicina.***

Durante el periodo del estudio se realizaron 77 visitas técnicas, 60 para la instalación y desinstalación de los dispositivos. En dos ocasiones se tuvieron que sustituir los aparatos.

El tiempo total en días que no se recibieron datos por fallos técnicos fue de 75 días, que representó el **1,23%** del tiempo total del estudio y **2,5 días/paciente/tiempo total de estudio.**

Discusión

La aparición de problemas técnicos es un factor limitante en la recepción de datos en los programas de TLM. En nuestro estudio no se detectaron problemas técnicos relevantes y los que surgieron pudieron resolver de forma telefónica, excepto en dos ocasiones que se tuvieron que sustituir los dispositivos. El tiempo total de no recepción de datos por problemas técnicos fue del 1,23% del tiempo total del estudio. Ernesater publicó un trabajo sobre los problemas técnicos detectados en un programa de "tele-enfermería" en Suiza. Durante el año del estudio detectaron 426 incidentes, el 41% de ellos por problemas de acceso y el 25% por una evaluación incorrecta. El 13% de los incidentes fue por problemas técnicos (55,4 en total) [188], en nuestro trabajo el número de incidencias técnicas fue de 17, quitando las visitas de instalación-desinstalación de dispositivos (60 visitas).

En un trabajo de TLM en Anatomía Patológica, realizado entre el 2002 al 2005, los autores desarrollaron un programa de diagnóstico de muestras intraoperatorias. Detectaron un 6% de errores del programa informático durante el tiempo del estudio. [189]

El impacto real de los problemas técnicos en estos programas se puede dividir en dos grupos:

D. **Abandono**: En nuestro trabajo no existieron abandonos por problemas técnicos.

E. **Alertas no detectadas**: Durante el tiempo de estudio que no se recogieron datos clínicos (75 días en total) no hubo alertas clínicas en el tiempo de no recepción de datos por el no funcionamiento del sistema de TLM.

Es importante tener un buen soporte técnico dentro de los programas de TLM, para resolver de forma rápida los problemas que puedan surgir, ya que de otro modo se produciría un retraso en la asistencia a las posibles alertas de los pacientes y aumentaríamos el riesgo de abandonos.

- ***Analizar la satisfacción y la adherencia de los pacientes que utilizan telemedicina.***

El 38% de las llamadas de la centralita fueron por no adherencia y las principales causas registradas de esta en nuestro trabajo han sido:

- Ingreso hospitalario /consulta médica programada: 40%.
- Festivo: 33%.
- El paciente se mide fuera del horario establecido: 12%.
- El paciente no se encuentra en el domicilio: 5%.
- Falta de motivación: 6%.
- Mal estar general: 4%.

La media de día de monitorización fue de 152,2 días, que representó el **72,5%** del total del estudio. El paciente que menos tiempo se monitorizó lo hizo durante **67 días (31,9%)** falleciendo posteriormente y el máximo tiempo fue de **186 días (88,6%).**

Al final del estudio se realizó una encuesta de satisfacción, donde la puntuación media del programa fue de 9,05 sobre 10. Se preguntó a los pacientes sobre la satisfacción con la asistencia recibida con la CT, asistencia técnica y el NML. Los resultados se resumen en la siguiente tabla:

Discusión:

Debemos entender los sistemas de TLM como un apoyo al seguimiento de los pacientes crónicos y debemos adaptarlos a la vida habitual del paciente. Para ello tendremos que entender que en muchos casos el paciente se irá de vacaciones, no estará en casa por otros motivos o simplemente no le apetecerá medirse ese día.

Para intentar reducir al máximo estos problemas de adherencia es fundamental, al igual que ocurre cuando prescribimos un nuevo tratamiento, oxigenoterapia o ventilación domiciliaria, explicar los objetivos y en este caso, entregar materiales explicativos al paciente, hacer las mediciones de forma presencial con el paciente y el cuidador y realizar llamadas repetidas de refuerzo.

En los pacientes más activos y jóvenes, detectamos menor registro de medidas en festivos y fin de semanas porque se iban a sus residencias de veraneo. Por motivos clínicos, sólo se registraron el 10% de los casos (falta de motivación y malestar general).

En un 12% las mediciones se hicieron más tarde porque se realizaban con los cuidadores, que en este caso eran los hijos del paciente, menos en un caso que era la esposa. Este hecho apoya el argumento desarrollado previamente de la necesidad de seleccionar a los pacientes que sean los mejores candidatos para estos programas de TLM. [53,146]

En definitiva, la TLM debe ser una herramienta de apoyo para el seguimiento de los pacientes EPOC más graves y en muchas ocasiones debemos admitir un porcentaje de falta de adherencia derivado de la propia vida cotidiana de cada paciente.

Por otro lado, los estudios publicados hasta el momento identifican al grupo de pacientes EPOC como mejor cumplidores de programas de telemonitorización que otros enfermos respiratorios [190]. En especial aquellos pacientes con más agudizaciones y mayor gravedad de su enfermedad. [134]

Un trabajo del grupo de Sicottey cols demuestran que los pacientes de un programa de TLM tienen mayor satisfacción y más capacidad de automanejo de la enfermedad comparado con otros enfermos respiratorios. [183]

En nuestro trabajo la satisfacción global fue muy alta. Los pacientes dieron una puntuación final de 9,05 al programa y el 100% lo recomendaría a familiares y amigos.

Al preguntarles sobre la satisfacción específica con la asistencia técnica, resolución de problemas vía telefónica y con el NML responsable del estudio, igualmente los datos demostraron una alta satisfacción.

Los pacientes utilizaron bien los dispositivos, el 3,8% (1 paciente) consideraron que su uso era muy difícil, 53,8% (14 pacientes) fácil y 42,3% (11 pacientes) muy fácil. No se produjeron abandonos durante el estudio por causa de la complejidad de los dispositivos.

En otros programas de TLM la satisfacción de los pacientes fue elevada. En nuestra opinión este aumento de la satisfacción probablemente esté con los siguientes hechos:

- Refuerzo positivo al sentirse "vigilado" de forma diaria por un profesional sanitario.
- Mayor accesibilidad a un profesional sanitario en caso de agudización.
- Disminución en la sobrecarga del cuidador.
- Disminución en el número de desplazamientos innecesarios.

Durante el estudio la gran mayoría de los pacientes **(96,2%)** no tuvieron problemas a la hora de utilizar correctamente los dispositivos de telemonitorización. Es importante elegir aquellos dispositivos más sencillos, para que el paciente se adapte mejor a ellos.

En los programas de telemonitorización de pacientes con enfermedades crónicas la población suele ser anciana, la media de nuestro estudio se sitúa cercana a los 75 años, y suelen tener problemas como disminución de la agudeza visual, 3 pacientes eran ciegos en nuestro serie, o sordera. Por tanto, la elección de dispositivos fáciles es la clave del éxito del programa. [51] Finkelteins demostró que con poco entrenamiento los pacientes ancianos de su estudio fueron capaces de usar un sistema de seguimiento mediante videoconferencia. [190]

El tiempo de uso de telemonitorización medio fue del 72,5%. Sólo existen pocos trabajos que analicen la adherencia en pacientes con EPOC a programas de TLM. En global parece que este grupo de pacientes tienen mayor adherencia, en especial cuando se les compara con otros enfermos respiratorios como en el estudio de Jarad, donde se demostró que los pacientes EPOC tuvieron más tiempo de uso de los dispositivos de TLM que el grupo de pacientes con fibrosis quística [191]. En este trabajo el porcentaje de uso fue del 71,67% muy parecido a nuestros datos.

- ***Evaluar la aceptación de la telemedicina por los profesionales sanitarios.***

Según los datos de la encuesta realizada al inicio y al fin del programa PROMETE los profesionales sanitarios globalmente tuvieron una buena percepción de la TLM. El 75% de los encuestados tenían intención de utilizar de forma rutinaria la TLM con sus pacientes y el 91,67% estarían dispuestos a utilizar la TLM si estuviese disponible en su centro de trabajo.

En cuanto a la facilidad de uso, el 83,3% consideró fácil el uso de los sistemas de TLM al final del programa, mejorando este porcentaje desde el 41,67% al inicio del mismo. El 91,67% consideró que la TLM sería fácil de utilizar al final del estudio.

Respecto a la utilidad el 83,3% encontró la TLM útil para su trabajo después del final del programa y el mismo porcentaje de profesionales consideró que la telemedicina hizo que pudiese completar sus tareas más rápidamente, mejorar su rendimiento, mejorar su efectividad y hacer su trabajo más fácil.

Discusión

En general la percepción de los profesionales en contacto con el programa PROMETE fue buena. En el cuestionario inicial detectamos un alto porcentaje de respuesta dadas como "no sabe/no contesta", probablemente en relación por el desconocimiento de los programas de telemonitorización y lo que podrían representar.

Este punto es importante, el primer paso para la implementación de programas de TLM es que el personal sanitario esté familiarizado con ellos y sepa que rendimiento puede esperar de los mismos. Necesitamos formar a profesionales en este campo, para que adquieran competencias en el manejo de las nuevas tecnologías aplicadas a la salud y al paciente crónico.

Tras el contacto con el programa de TLM, en este caso no de forma directa, ya que la respuesta inicial de las alertas las realizó el NML coordinador del estudio y tras acudir a diferentes sesiones clínicas y formativas impartidas por el equipo investigador sobre el desarrollo del programa el conocimiento de los profesionales y su percepción del programa mejoró, tal y como muestra la evolución de las respuestas en el cuestionario al final del estudio.

Otros trabajos como el estudio De Toledo [146], también demuestra que los profesionales sanitarios tienen una buena percepción de los programas de TLM aunque les preocupa el aumento de la sobrecarga de trabajo derivada de una mayor accesibilidad del paciente y la gran cantidad de información clínica generada. Estos hallazgos también se confirman en otros estudios. [133]

En general, la percepción de los profesionales sanitarios con el programa de TLM fue buena y mejoró después de estar en contacto y participar en el mismo. Es importante tener a profesionales sanitarios entrenados en este tipo de programas.

- ***Analizar las causas de agudización de EPOC no detectadas por el sistema de telemonitorización.***

Hubo 12 AEPOC no detectadas con la telemonitorización, que representó el 26% del total. Los principales motivos fueron:

- AEPOC fuera del horario de la centralita: 3 casos.
- Parámetros normales: 3 casos.
- No adherencia: 4 casos.
- El paciente no se mide y acude directamente a su médico o Servicio de Urgencias: 3 casos.

La clasificación de la gravedad de estas AEPOC fue: 6 moderadas, 3 graves, 2 muy graves y 1 no se clasificó.

Discusión

En general la TLM nos permitió detectar la gran mayoría de la AEPOC y actuar de forma precoz disminuyendo hasta en el 55% de los casos que el paciente tuviese que acudir al hospital para su valoración.

En la 37 agudizaciones detectadas mediante TLM, 32 (86,5%) fueron tratadas con éxito en el domicilio del paciente. Resulta interesante que las AEPOC no detectadas el porcentaje de clasificación de AEPOC graves-muy graves es proporcionalmente mayor que en las detectadas. Este hecho se podría explicar por varias hipótesis, aún no demostradas:

- Presentación más brusca de las AEPOC más graves.
- Las AEPOC no detectadas ocurrieron en su mayoría fuera del horario del estudio o en fin semana, lo que llevó al paciente a actuar convencionalmente. Este hecho es un punto a favor de la importancia de tener capacidad para desarrollar un programa de TLM con actuación 24 horas de forma diaria.
- Puede existir un componente cultural. El paciente con una AEPOC más grave, se asusta y busca una valoración más rápida. Por este motivo acude directamente a los servicios de Urgencias sin monitorizarse (7 casos).

En definitiva, el principal fallo en la no detección de la AEPOC sería el derivado de la **no adherencia o parámetros no recibidos**. Es importante por tanto una correcta explicación de los objetivos del estudio al paciente y al cuidador e intentar una respuesta más mantenida, aunque con el horario propuesto por nuestro proyecto se han controlado la mayoría de la AEPOC **(74%).**

- ***Analizar las causas de "alerta clínica" no debidas a la agudización de EPOC.***

Durante el periodo del estudio se detectaron AR debidas a otras causas no relacionadas con la AEPOC: síndrome depresivo (4 pacientes), síntomas digestivos: gastroenteritis (2 pacientes), dolor abdominal (finalmente la paciente se derivó a Urgencias y se diagnosticó de colangitis), estreñimiento (3 pacientes), anorexia en paciente terminal (1 paciente), infección por Helicobacter pylori (1 pacientes); ángor de esfuerzo (2 pacientes); IC (5 pacientes).

El número de visitas por otros motivos fueron muy similares en ambos grupos (TLM/AC) y al clasificar las patologías por grupos de enfermedad, las principales causas fueron digestivas y cardiológicas.

Discusión

Las alteraciones en los parámetros telemonitorizados pueden ser debidos a diferentes causas y no necesariamente relacionados con la AEPOC. Por este motivo es indispensable disponer de una CT capaz de confirmar que los parámetros han sido correctamente realizados y disponer cuestionarios clínicos validados para confirmar que la alteración registrada se deba, con la mayor fiabilidad posible, a una AEPOC para actuar en consecuencia y gestionar correctamente los problemas detectados.

Por otro lado, el hecho de haber actuado sobre diferente patologías poner en relieve la importancia de conocer y saber tratar las principales comorbilidades asociadas a la EPOC y colaborar con los médicos de Atención

Primaria para dar respuesta de forma amplia a los problemas de salud de nuestros pacientes.

- ***Analizar las causas de abandono o rechazo de los pacientes para participar en el estudio.***

Uno de los pacientes abandonó el estudio en el cuarto día de inicio de la TLM porque no quería telemonitorizarse a diario. En la fase de preselección del estudio 6 pacientes declinaron participar por este motivo.

Otro paciente abandonó durante 10 días después de un ingreso por ICC. Este paciente, tras llamarle telefónicamente para preguntarle los motivos del abandono y realizar cuestionario de Goldberg decidió volver a telemonitorizarse.

El paciente tenía una cuidadora principal que era su esposa, que presentó una puntuación en el cuestionario de Zarit muy elevado (sobrecarga del cuidador elevado). Tal vez el hecho de haber puesto "excesivas esperanzas" en el programa de TLM y tener un ingreso temprano podría haber sido la causa del abandono.

Por ello, es importante explicar los objetivos de los programas de telemonitorización, ser realista con los objetivos y seleccionar correctamente a los pacientes.

En nuestro estudio no detectamos abandonos por la complejidad del uso de los dispositivos.

En el trabajo de Finkelstein desarrollado en 99 pacientes clasificados como "ancianos frágiles" donde se utilizó un programa de TLM basado en videoconferencias, todos los pacientes fueron capaces de utilizar correctamente los dispositivos tras las explicaciones de la enfermera y sólo un 5% abandonó el estudio por problemas técnicos [184]. En el estudio CARME (Catalán Remote Management Evaluation) realizado en pacientes con ICC, de los 211 pacientes evaluados para su participación inicial en el estudio 62 no dieron su consentimiento y 22 lo abandonaron una vez iniciado el mismo y tras la finalización del estudio de TLM, después de un año, el 65% de los pacientes expresaron su deseo de continuar. [192]

En definitiva, los abandonos en los programas de TLM son relativamente frecuentes y pueden estar en relación con los problemas técnicos o con que el paciente no vea cumplida sus expectativas de salud. Por este motivo, es necesario, en especial en población anciana explicar detenidamente los objetivos del programa de forma realista, el uso de los dispositivos y que estos sean fáciles de usar y realizar frecuentes llamadas de "recuerdo".

Ventajas y limitaciones del estudio PROMETE

La ventaja fundamental del programa de telemonitorización en EPOC grave PROMETE fue que pudimos detectar precozmente las agudizaciones de EPOC, iniciando en un porcentaje importante de casos (80% de ellos) el tratamiento desde el domicilio del paciente. Las **ventajas** que hemos encontrado con el programa de TLM son:

- Con este programa hemos reducido de forma estadísticamente significativa el número de visitas a Urgencias, ingresos hospitalarios y días de ingresos.
- Aunque no se detectaron diferencias significativas el número de fallecimientos fue menor en el grupo de TLM.
- Hemos tratado las agudizaciones hasta en un 80% en el domicilio del paciente, reduciendo de forma significativa los desplazamientos innecesarios.
- La satisfacción con el sistema fue muy elevada (los pacientes dieron una puntuación de 9,05 sobre 10) y no se produjeron abandonos por la complejidad en la utilización de los dispositivos.
- Hemos trabajado con un equipo multidisciplinar (Neumología-Atención Primaria-Enfermería "gestora de caso"-Rehabilitación-Fisioterapia-Cuidados Paliativos), actuando de forma coordinada cuando se detectaba una "alerta roja", disminuyendo los tiempos de respuesta y mejorando la gestión clínica del paciente.

- El papel de la Enfermera "gestora de caso" ha sido clave para el manejo de la información generada. Cribando las "alertas" que requerían asistencia clínica.

Por otro lado, las principales **limitaciones** detectadas en nuestro estudio fueron:

- El número de pacientes en el grupo de TLM fue pequeño (n=29). Se necesitan estudios más amplios, aunque dada la gravedad de la patología y el mal pronóstico en que se encontraban los pacientes creemos que el número de pacientes reclutados fue suficiente en este piloto para detectar diferencias clínicas.

- Hemos detectado datos que nos orientan a que en futuros proyectos se deben hacer esfuerzos en mejorar la selección de pacientes:

    - Algunos pacientes se monitorizaban fuera del horario previsto.

    - En un caso recibíamos dato de la vecina del paciente.

    - Poca adherencia en fin de semana en el grupo de pacientes más jóvenes.

- El tiempo del estudio fue de 7 meses. Serían necesarios realizar trabajos en tiempos más amplios.

- Incluimos a pacientes EPOC grado IV de la GOLD con múltiples comorbilidades, por tanto, con mal pronóstico a corto plazo. En este grupo de pacientes resulta difícil encontrar diferencias en variables como mortalidad por el mal pronóstico vital y por el tiempo del estudio (7 meses) o la calidad de vida relacionada con la salud por el impacto de la limitación de las actividades de la vida diaria que genera la enfermedad o la aparición de otras comorbilidades como la depresión o la ansiedad frecuentes en estos pacientes.

- No realizamos un programa educacional sumado al programa de seguimiento mediante TLM. En el trabajo de Koff y cols se destaca la importancia de la combinación de programas educacionales, programas de autocuidado del paciente en la detección y en el inicio precoz del tratamiento de la AEPOC [138]. En este sentido, Trappenburg demostró en un trabajo publicado recientemente en una serie de 233 que un programa personalizado de seguimiento de la enfermedad con el apoyo continuo de un gestor de casos reduce el impacto de las AEPOC en el estado de salud y tiende a acelerar la recuperación. [179]

Futuro

El "grupo PROMETE" está desarrollando un programa multicéntrico de seguimiento de pacientes EPOC grave donde participarán varios hospitales españoles. En este estudio que se llamará "Red PROMETE" se trabajará de forma coordinada con Atención Primaria.

También se están analizando los datos económicos del estudio PROMETE, los datos iniciales han demostrado un ahorro del grupo TLM frente al grupo asistencial convencional. Estos datos no se han mostrado en el apartado "resultados" por ser aproximados y aún en fase de estudio.

Estimación del ahorro estudio PROMETE (datos aproximativos):

Según datos preliminares del estudio de telemonitorización en EPOC (PROMETE) y con los datos de hospitalización estimados de la Comunidad de Madrid, el ahorro del programa fue:

	Telemedicina	**Asistencia convencional**	**Ahorro**
Número de días de hospitalización	105	276	**151.677€**
Urgencias	20	57	**14.800€**
Días de Observación	9	13	**3.548€**
Ingreso en UCI	1	0	**-1.000€**
Ahorro total			**170.025€**
Ahorro paciente/mes			**814,40€**
Ahorro paciente/día			**27,15€**

En líneas generales los principales retos actuales de los programas de TLM los podemos resumir en:

- **Estudios de coste-eficiencia**. Necesitamos estudios de viabilidad económicas que refuercen la implantación de los programas de TLM y demuestren, en la situación económica actual, que suponen un ahorro al Sistema Nacional de Salud. Se han realizado pocos trabajos en este aspecto, los estudios de coste-efectividad en los programas de TLM en la EPOC han demostrado una reducción en los costes por paciente. El trabajo de Vitacca cuantificó esta reducción en aproximadamente el 33% al compararlo con la asistencia convencional [141]. Paré y cols aportan datos similares con un ahorro neto por paciente del 15%, aunque en su estudio el número total de paciente fue menor que el anterior, con un total de 29 pacientes (10 AC y 19 TLM) [193]. A pesar de estos resultados, según Elwyn y cols aún no tenemos datos suficientes en este sentido y debemos realizar más estudios para desarrollar de forma eficaz programas de telemonitorización en pacientes con enfermedades crónicas. [194]

- **Estudios multicéntricos**. Debemos dejar atrás la fase de estudios pilotos y centrarnos en trabajos con un número más importante de pacientes que permitan obtener conclusiones más sólidas.

- **Cuidadores**. Debemos realizar estudios que se centren en variables relacionadas con el impacto de la TLM en la calidad de vida o la sobrecarga del cuidador.

- **Selección de pacientes**. Debemos analizar y mejorar la selección de pacientes, para reclutar en estos programas a aquellos pacientes que más beneficios puedan obtener de la telemonitorización.

- **Asistencia convencional**. Tenemos que integrar la TLM con la asistencia convencional. En el momento actual no existe una recomendación para la sustitución de la TLM por la asistencia convencional, pero pueden ser complementarias. La base de la asistencia presencial se debe mantener y la TLM es una herramienta de ayuda para el seguimiento diario de los pacientes.

Capítulo 6- CONCLUSIONES

1. El programa de telemonitorización domiciliaria PROMETE ha demostrado su efectividad al disminuir el número de agudizaciones que requirieron valoración en Urgencias, ingreso hospitalario y ventilación mecánica no invasora.
2. Los pacientes del “grupo de telemedicina” mejoraron la puntuación de la calidad de vida en una escala visual analógica de forma significativa, igual que disminuyeron su puntuación de depresión en la escala de Goldberg.
3. La satisfacción de los pacientes con el programa de telemedicina PROMETE fue muy alta y no se detectaron complicaciones en el uso de los dispositivos. Las principales causas de no adherencia fueron que el paciente estuviera ingresado en el hospital o no se midiera durante el fin de semana.

BIBLIOGRAFÍA

1. WHO. Health Statistics and Health Information System. Revised Global Burden of Disease (GBD) 2002. www.who.int/thinfo/bodgbd2002revised/en/index/html. Último acceso en octubre de 2012.

2. Ollero M, Bernabeu M, Rincón M, Upshur R, Bernstein B. Thelanguage of polypatho- logy. En: Jadad AR, Cabrera A, Martos F, Smith R, Lyons RF. When people live with multiple chronic diseases: a collaborative approach to an emerging global challenge. Granada: Andalusian School of Public Health; 2010. Disponible en: http://www.opimec. org/equipos/when-people-live-with-multiple-chronic-diseases , Último acceso en octubre de 2012.

3.Wu S, Green A. Projections of chronic illness prevalence and cost inflation. Washington, DC. 2000: RAND Health

4. Centro Nacional de Epidemiología. Instituto de Salud Carlos III, Ministerio de Ciencia e Innovación [Internet]. Disponible en: http://www.isciii.es/htdocs/centros/epidemiologia/epidemiologia_presentacion.js Último acceso en diciembre de 2012.

5. Fireman B, Barlett J, Selby J. Can diseases management reduce health care cost by improving quality? Health Aff 2004;23:63-75

6. Global Initiative for Chronic Obstructive Lung Disease. Global Strategy for the Diagnosis, Management and Prevention of chronic obstructive pulmonary disease. Revisado 2013. Disponible en: htpp://www.glodcopd.org. Último acceso en febrero de 2013.

7. Sobradillo V, Miravitlles M, Jiménez CA, Gabriel R, Viejo JL, Fernández-Fau L, et al. Epidemiological study of chronic obstructive pulmonary disease in

Spain (IBERPOC): prevalence of chronic respiratory symptoms and airflow limitation. Arch Bronconeumol 1999;35:159-66

8. Ancochea J, Badiola C, Duran-Taulería E, García-Río F, Miravitlles M, Muñoz L, et al. Estudio EPI-SCAN: resumen del protocolo de un estudio para estimar la prevalencia de EPOC en personas de 40 a 80 años en España. Arch Bronconeumol 2009;45:41-7

9.Seemungal TA, Donaldosn GC, Paul EA, et al. Effect of exacerbation on quality of life in patients with chronic obstructive pulmonary disease. Am J Respir Crit Care Med 1998;157:1418-22

10. Hurst JR, Donaldson GC, Quint JK, Goldring JJ, Baghai-Ravary R, Wedzicha JA. Temporal clustering of exacerbations in chronic obstructive pulmonary disease. Am J Respir Med 2009;179:369-74

11. Celli BR, Barnes PJ. Exacerbations of chronic obstructive pulmonary disease. Eur Respir J 2007;29:1224-38

12.Yach D, Hankes D, Gould D, Hofman K. The global burden of chronic diseases. JAMA 2002;291:2616-22

13. Montes J, Casariego E, De Toro M, Mosquera E. La asistencia a pacientes crónicos y pluripatológicos. Magnitud e iniciativas para su manejo: La Declaración de Sevilla. Situación y propuestas en Galicia. Galicia Clin 2012;73:7-14

14. Ministerio de Sanidad y Consumo. Unidad de pacientes pluripatológicos. Estándares y recomendaciones, 2009. Disponible en: www.msc.es. Último acceso en noviembre de 2012.

15. García-Morillo JS, Bernabeu-Wittel M, Ollero-Baturone M, Aguilar-Guisad M, Ramírez-Duque N, González de la Puente et al. Incidence and clinical

features of patients with comorbidity attended in internal medicine areas. Med Clin 2005;125:5-9.

16. Ferrer Arrendo C, Orozco D, Román P. Estrategia para el abordaje de la cronicidad en el Sistema Nacional de Salud. Ministerio de Sanidad y Política Social, 2012. Disponible en: www.msc.es.

17. Informe anual del Sistema Nacional de Salud 2010. Observatorio del Sistema Nacional de Salud. Ministerio de Sanidad, Servicios Sociales e Igualdad. Disponible en: www.msc.es. Último acceso en noviembre de 2012.

18. World Health Organization (2002). Innovative care for chronic conditions: Building blocks for action (WHO/MNC/CCH/02.01). Geneva: World Health Organization.

19. WHO global report. Preventing chronic diseases: a vital investiment (2005). World Health Organization. ISBN 92-4-1563001.

20. Instituto Nacional de estadística (INE). Disponible en http://www.ine.es . Último acceso en diciembre de 2012.

21. Encuesta Europea de Salud. Disponible en: http://www.msssi.gob.es/estadEstudios/estadisticas/EncuestaEuropea/ , último acceso en enero de 2013.

22. Wolff JL, Starfield B, Anderson G. Prevalence, expenditures, and complications of multiple chronic conditions in the elderly. Arch Inter Med 2002;162:2269-76

23. Cronicidad. Escenario actual y estado del arte. En: Hernández S, editor. Innovación TIC para las personas mayores. Situación, requerimientos y soluciones en la atención integral de la cronicidad y la dependencia. Madrid: Fundación Vodafone;2011. p.34-94

24. Grupo de Trabajo de la Sociedad Española de Medicina Interna (SEMI) y la Sociedad Española de Medicina Familiar y Comunitaria (semFyC). Documento de consenso: Atención al Paciente con Enfermedades Crónicas. Sevilla, 2011.

25. Lewis ID, McBride M. Anticipatory grief and chronicity: Elders and families in racial/ethnic minority groups. Geriatr Nurs. 2004;25:44-7

26. Wagner EH, Austin BT, von Korff M. Improving outcomes in chronic care. Manag Care 1996;4:12-25

27. Wallace PJ. Physician involvement in disease Management as part of the CCM. Health Care Financ Rev. 2005;27:19-31

28. Modelo Evercare. Disponible en http://www.evercarehealthplans.com . Último acceso en noviembre de 2012.

29. Rapp CA. The strengths model: case management with people suffering from severe and persistent mental illness. Oxford University Press, USA. 1997. ISBN: 0195114442.

30. Feldman HM, Ploof D, Cohen WI. Physican-family partnership: the adaptative model. J Dev Behav Pediatr 1997;20:111-6

31. Modelo de "Cuidados guiados". Disponible en http://www.guidedcare.org/index.asp . Último acceso en noviembre de 2012.

32. Modelo PACE. Disponible en http://www.cms.hhs.gov/pace. Último acceso en noviembre de 2012.

33. Korff MV, Tiemens B. Individualized stepped care of chronic iones. West J Med 2000;172:133-7

34. Modelo NHS and social care. Disponible en http://www.dh.gov.uk/en/Publicationsandstatistics/Publications/PublicationsPolicyAndGuidance/DH_4100252 . Último acceso en noviembre de 2012.

35. Gustafson DH, Hawkins RP, Boberg EW, McTavish F, Owens B, Wise M, et al. CHESS: 10 years of research and development in consumer health informatics for broad populations, including the underserved. Int J Med Inform 2002;65:169-77

36. Battersby M. Health reform through coordinated care: SA Health Plus. BMJ 2005;330:662-5

37. Organización Mundial de la Salud [Internet]. Disponible en http://www.who.int. Último acceso en noviembre de 2012

38. Asociación Americana de Telemedicina [Internet]. Disponible en http://www.atmedad.org/ehealth/guide.htm. Último acceso en diciembre de 2012

39. Sánchez Nicolay, 2005. Disponible en http://www.bioetica-debat-org/modules/news/article.php?storyid=72

40. Norris TG. Telemedicine and teleradiology. RadiolTechnol. 1999;71:139-64.

41. Bashur RL. On the definition and evaluation of telemedicine. Telemedicine Journal 1995;1:19-30

42. Martínez-Ramos C. Telemedicina. Aspectos generales. Reduca 2009;1:61-79

43. Kopec A, Salazar AJ. Generalidades de telemedicina, en: Bustamante MA, Rodríguez G, editores. Aplicaciones de telecomunicaciones en salud en región andina. Telemedicina. Perú:ORAS-CONHU;2006.p-33-4

44. De Toledo, P (2003). Propuesta de un modelo de un sistema de telemedicina para la atención sanitaria domiciliaria. Universidad Politécnica de Madrid (tesis doctoral).

45. Zundel K. Telemedicine: history, applications and impact on librarianship. Bull Med Libr Assoc.1996;84:71-9

46. Bashur R, Lovett J. Assessment of telemedicine: results of the initial experience. Aviat Space Environ Med 1977;48:65-70

47. DeBakey M. Telemedicine has now come age. Telemedicine Journal. 1995;1:3-4

48. House AM, Roberts JM. Telemedicine in Canada. Canadian Medical Association J 1977;117:386-8

49. Asociación de parques científicos y tecnológicos de España. Disponible en http://www.apte.org .Último acceso en diciembre de 2012.

50. Gutierrez G. Medicare, the internet, and the future of telemedicine. Crit Care Med 2001;8:144-50

51. Marrero MD. Implicaciones éticas asociadas al uso de la telemedicina. Revista eSalud 2011;7:1-10

52. Rabanales J, Párraga I, López-Torres J, Pretel JA, Navarro B. Tecnologías de la información y las comunicaciones: telemedicina. Rev Clin Med Fam 2011;4:42-8

53. McLean S, Protti D, Sheikh A. Telehealthcare for long term conditions. BMJ 2011;342:374-8

54. Mahmud K, LeSage K. Telemedicina-a new idea for home care. Caring 1995;14:48-0

55. Johnston B, Wheeler L, Deuser J, Sousa KH. Outcomes of the Kaiser Permanente Tele-Home Health Research Project. Arch Fam Med 2000;9:40-5

56. Balas EA, Jaffrey F, Kuperman GJ, Boren SA, Brown GD, Pinciroli F, Mitchell JA. Electronic communication with patients. Evaluation of distance medicine technology. JAMA 1997;278:152-9

57. Partridge MR. An assessment of the feasibility of telephone and email consultation in a chest clinic. Patient Educ Couns 2004;54:11-3

58. Wennberg D, Marr A, Lang L, O'Malley S, Bennet G. A Randomized trial of a telephone care-management strategy. NEJM 2010;363:1245-55

59. Young M, Sparrow D, Gottlieb D, Selim A, Friedman R. A telephone-linked computer system for COPD care. CHEST 2001;119:1565-7

60. Dowshen N, Kuhns LM, Johnson A, Holoyda BJ, Garofalo R. Improving adherence to antiretroviral therapy for youth living with HIV/AIDS: a pilot study using personalized, interactive, daily text message reminders. J Med Internet Res 2012;14:51-61

61. Indicadores y datos de las tecnologías de la información y comunicación en la educación en Europa y España. Instituto de Tecnologías Europeas (ITE), Departamento de proyectos europeos. Disponible en: www.ite.educación.es, último acceso diciembre 2012.

62. Miravitlles M, coordinador científico. Guía práctica clínica para el diagnóstico y tratamiento de pacientes con enfermedad pulmonar obstructiva crónica (EPOC)-Guía Española de la EPOC (GesEPOC). Arch Bronconeumol 2012;48:2-58

63. Registro de Altas de los Hospitales General del Sistema Nacional de Salud. Disponible en: http://msc.es/estadEstudios/estadisticas/cmbd.htm , último acceso en diciembre del 2012.

64. Raziel: Mortalidad por todas las causas. Áreas de Análisis Epidemiológico y Situación de Salud. Disponible en: http://193.146.50.130/raziel.php , último acceso en diciembre del 2012.

65. De la Fuente Cid R, González Barcala FJ, Pose Reino A, Valdés Cuadrado I. Enfermedad obstructiva crónica, un problema de salud pública. Rev Clin Esp 2006;206:442-3

66. Masa JF, Sobradillo V, Villasante C, Jiménez-Ruíz CA, Fernández-Fau L, Viejo JL, et al. Cost of chronic obstructive pulmonary disease in Spain: estimation from a population-based study. Arch Bronconeumol 2004;40:72-9

67. García-Ruíz AJ, Leiva-Fernández F, Martos-Crespo F, Montesinos AC, Padros-Torres D, et al. Utilización de recursos y costes directos sanitarios de la EPOC en Atención Primaria de Salud (estudio EPOC-AP). Rev Esp Econ Salud 2003;2:176-81

68. Miravitlles M, Figueras M. El coste de la enfermedad pulmonar obstructiva crónica en España. Opciones para una optimización de recursos. Arch Bronconeumol 2001;37:388-93

69. Miravitlles M, Murio C, Guerrero T, Gisbert R on behalf of the DAFNE study group. Cost of chronic bronchitis and COPD. A one year follow-up study. CHEST 2003;123:784-91

70. Génova-Malera R, Álvarez-Martín E, Morant-Ginestar C. Carga de enfermedad y tendencias de morbilidad de la población española. En: Envenjecimiento y dependencia. Una mirada al panorama futuro de la población española. 2006, ed. Mondial Assisstance, Madrid.

71. Soriano JB, Miravitlles M. Datos epidemiológicos de EPOC en España. Arch Bronconeumol 2007;43 (supl.1): 2-9

72. Kohansal R, Martínez-Camblor P, Agustí A, Buist AS, Mannino DM, Soriano JB.The natural history of chronic airflow obstruction revisited:as analysis of the Framingham offspring cohort. Am J Respir Crit Care Med 2009;80:3-10

73. Larsson ML, Loi HM, Meren M, Pölluste J, Magnusson A, Larsson K, et al.Passive smoking and respiratory symptons in the FinEsS Study. Eur Respir J 2003;21:672-6

74. Torres-Duque C, Maldonado D, Pérez-Padilla R, Ezzali M, Viegi G.Biomass fuels and respiratory diseases: a review of the evidence.Proc Am Thorac Soc 2008;5:577-90

75. Orozco-Levi M, Garcia-Aymerich J, Vilar J, Ramirez-Sarmiento A, Anto JM, Gea J.Wood smoke exposure and risk of chronic obstructive pulmonary disease.Eur Respir J 2006;27:542-6

76. Rodriguez E, Ferrer J, Martí S, Zock JP, Plana E, Morell F. Impact of occupational exposure on severity of COPD.CHEST 2008;134:1237-43

77. Menezes AM, Hallal PC, Pérez-Padilla R. Tuberculosis and airflow obstruction: evidence form the PLATINO study in Latin America.Eur Respir J 2007;30:1180-5

78. Broekhuizen BD, Sachs AP, Oostvogels R, Hoes AW, Verheij TJ, Moons KG.The diagnostic value of history and physical examination for COPD in suspected or know cases:a systematic review.Fam Pract 2009;26:260-8

79. Nishimura K, Izumi T, Tsukimo M, Oga T. Dyspnea is a better predictor of 5-years survival than airway obstruction in patients with COPD.CHEST 2002;121:1434-40

80. U.S Preventive Service Task Force recomendation stament.Screening for chronic obstructive pulmonary disease using spirometry. Ann Intern Med 2008;148:529-34

81. Sanchís Aldás J, Cásan P, Castillo-Gómez J, González-Mangado N, Palenciano Ballesteros L, Roca Torrent J.Normativa para la práctica de la espirometría forzada.Arch Bronconeumol 1998;25:132-42

82. Celli BR, Halbert RJ, Isonaka S, Schau B.Population impact of different definiton of airway obstruction. Eur Respir J 2003;22:268-73

83. Mannino DM, Buist AS, Vollmer WM.Chronic obstructive pulmonary disease in the older adult:what defines abnormal lung function?. Thorax 2007;62:237-41

84. Hardie JA, Buist AS, Vollmer WM, Ellingsen I, Bakke PS, Morkve O.Risk of over-diagnosis of COPD in asymptomatic elderly never-smokers.Eur Respir J 2002;20:117-22

85. Donaldson GC, Seemugal TAR, Bhowmik A, Wedzicha JA.Relationship between exacerbation frequency and lung function decline in chronic obstructive pulmonary disease.Thorax 2002;57:847-52

86. Fletcher C, Peto R. The natural history of chronic airflow obstruction.Br Med J 1977;1:1645-48

87. Agustí AG, Calverley P, Celli B, Coxson H, Edwards L, Lomas D.Characterisation of COPD heterogeneity in the ECLIPSE cohort. Respiratory Research 2010;11:122-36

88. Celli BR, Cote CG, Marín JM, Casanova C, Montes de Oca M, Méndez RA, et al. The body-mass indez, airflox obstruction, dyspnea, and exercise capacity index in chronic obstructive pulmonary disease.N Engl J Med 2004;350:1005-12

89. Bestall JC, Paul EA, Garrod R, Garnham R, Jones PW, Wedzicha JA. Usefulness of the Medical Research Council (MRC) dyspnoea scale as a measure of disability in patients with chronic obstructive pulmonary disease. Thorax. 1999;54:581-6

90. Ancochea J, Coordinador científico. Estrategia en EPOC del Sistema Nacional de Salud, 2009. Ministerio de Sanidad y Política Social

91. Puhan MA, Garcia-Aymerich J, Frey M, ter Riet G, Antó Jm, Agustí AG, et al.Expansion of the prognostic assessment of patients with chronic obstructive pulmonary disease: the uptodated BODE index and the ADO index.Lancet 2009;374:704-11

92. Soler-Cataluña JJ, Martínez-García MA, Sánchez LS, Tordera MP, Sánchez PR.Severe exacerbations and BODE index:two independent risk factors for death in male COPD patients.Respir Med 2009;103:692-9

93. Kostikas K, Bakakos P, Papiris S, Stolz D, Celli BR. Systemic biomarkers in the evaluation and management of COPD patients: are we getting closer to clinical application?. Curr Drug Targets 2013;14:177-91

94. Sharvill NJ. Daily contact with a nurse may be more important than high tech telecare. BMJ. 2012;344:875

95. Garcia Rada A. Virtual hospital for HIV patients halves consultation times. BMJ. 2011;342:1818

96. Pinto-Plata V, Casanova C, Müllerova H, P de Torres J, Corado H, Córdoba E, et al. Inflammatory and repars serum biomarkers pattern. Association to clinical outcome in COPD. Respir Res 2012;13:71-9

97. Almagro P, Cabrera FJ, Boixeda R, Alonso-Ortiz MB, Murio C, Soriano JB. Comorbidities and short-term prognosis in patients hospitalized for acute

exacerbations of COPD: The EPOC en Servicio de Medicina Interna (ESMI) study. CHEST 2012;14:1126-33

98. Divo M, Cote C, de Torres JP, Casanova C, Marin JM, Pinto-Plata V, et al. Comorbidities and risk of mortality in patients with chronic obstructive pulmonary disease. Am J Respir Crit Care Med 2012;186:155-61

99. de Miguel Díez J, García TG, Maeztu LP. Comorbilidades en la EPOC. Arch Bronconeumol 2010;46:20-5

100. Ferguson GT, Calverley PM, Anderson JA, jenkins CR, Jones PW, Wilits LR, et al.Prevalence and progression of osteoporosis in patients with COPD. Results from TORCH. CHEST 2009;136:1456-65

101. Hozawa A, Bilings JL, Shahar E, Ohira T, Rosamond WD, Folsorn AR.Lung function and ischemic stroke incidence: the arteriosclerosis risk in communities (ARIC) study.CHEST 2000;130:1642-9

102. Almagro P, López F, Cabrera FJ, Portillo J, Fernández-Ruiz M, Zubillaga E, et al. Comorbidities in patients hospitalized due to chronic obstructive pulmonary disease. A comparative analysis of the ECCO and ESMI Studies. Rev Clin Esp. 2012;212:281-6

103. van de Manen JG, Bondels PJ, IJzermans CJ, van der zee JS, Bottema BJ, Schadé E. Prevalence of comorbidity in patients with a chronic airway obstruction and controls over the age of 40. J Clin Epidemiol 2001;54:287-93

104. Garcia-Olmos L, Alberguilla A, Ayala V, Garcia-Sagredo P, Morales L, Carmona M, et al. Comorbidity in patients with chronic obstructive pulmonary disease in family practice: a cross sectional study. BMC Fam Pract 2013;14:11-21

105. Sidney S, Sorel M, Quesenberry CP jr, De Luise C, Lanes S, Eisner MD. COPD and incident cardiovascular disease hospitalizations and mortality: Kaiser Permanente Medical Care Program. CHEST 2005;128:2068-75

106. Carrasco-Garrido P, de Miguel-Díez J, Rejas-Guitierrez J, Martín-Centeno A, Gobartt-Vázquez E, Hernández-Barrera V, et al. Characteristics of chronic obstructive pulmonary disease in Spain from a gender perspective. BMC Pulm Med 2009;9:2-10

107. Wise J. UK government signals its support for telemedicine. BMJ. 2011;343:7792

108. Hurst JR, Vestbo J, Anzueto A, Locantore N, Müllerova H, Tal-Singer R, et al. Susceptibility to exacerbation in chronic obstructive pulmonary disease. N Engl J Med 2010;16:1128-38

109. Sin DD, Anthonisen NR, Soriano JB, Agustí AG. Mortality in COPD: role of comorbidities.Eur Respir J 2006;281:1245-57

110. Bourbeua J, Ford G, Zackon H, Pinsky N, Lee J, Ruberto G.Impact on patients' health status following early identification of a COPD exacerbation.Eur Respir J 2007;30:907-13

111. Miravitlles M, Guerrero T, Mayordomo C, Sánchez-Agudo L, Nicolau F, Segú JL. Factors associated with increased risk of exacerbations and hospital admissions in a cohort of ambulatory patients:a multiple logistic regressions analysis. The EOLO study group. Respiration 2000;67:495-501

112. Dewan NA, Rafique S, Kanwar B, Salpathy H, Ryschon K, Tilotson GS, et al.Acute exacerbations of COPD: factors associated with poor outcome.CHEST 2000;117:1345-52

113. Soler JJ, Sánchez L, Latorre M, Alamar J, Román P, Perpiñá M. The impact of COPD on hospital resources: the specific burden of COPD patients with high rates of hospitalization. Arch Bronconeumol 2001;37:375-81

114. Soler JJ. Coste de la infección en la EPOC. Rev Esp Quimioterap 2004;17:11-4

115. Miravitlles M, Ferrer M, Pont A, Zalacaín R, Álvarez-Sala JL, Massa JF, et al.Exacerbations impair quality of life in patients with chronic obstructive pulmonary disease. A two-years follow-up study.Thorax 2004;59:387-95

116. Miravitlles M, Anzueto A, Legnani D, Forstmeier L, Fargel M. Patient's perception of exacerbation of COPD- the PERCEIVE study. Respir Med 2007;101:453-60

117. Kessier R, Stähl E, Vogelmeir C, Haughmey I, Trudeau E, Löfdahl, et al. Patient understanding, detection, and experience of COPD exacerbations. An observational, interview-based study. CHEST 2006;130:133-42

118. Quint JK, Baghai-Ravary R. Donaldson GC, Wedzicha JA. Relantionship between depression and exacerbation in COPD. Eur Respir J 2008;32:53-60

119. Langsetmo L, Platt RW, Ernst P, Borbeau J.Underreporting exacerbation of chronic obstructive pulmonary disease in a longitudinal cohort.Am J Respir Crit Care Med 2008;177:396-401

120. Hurst JR, Perera W, WIlkinson TM, Donaldson GC, Wedzicha JA. Systemic and upper and lower airway inflammation at exacerbation of chronic obstructive pulmonary disease. Am J Respir Crit Care Med 2006;173:71-8

121. Donaldson GC, Hurst JR, Smith CJ, Hubbar RB, Wedzicha JA. Increased risk of myocardial infarction and stroke following exacerbation of chronic obstructive pulmonary disease. CHEST 2010;137:1091-7

122. Hopkinson NS, Tennant RC, Dayer MJ, Swallow EB, Hansel TT, Moxham J, et al. A prospective study of decline in fat free mass and skeletal muscle strength in chronic obstructive pulmonary disease. Resp Res 2007;8:25

123. Soler-Cataluña JJ, Martínez-García MA, Román Sánchez P, Salcedo E, Navarro M, Ochando R. Severe acute exacerbations and mortality in patients with chronic obstructive pulmonary disease. Thorax 2005;60:925-31

124. Soler-Cataluña JJ, Calle M, Cosio BG, Marín JM, Monso E, Alfageme I.Estándares de calidad asistencial en la EPOC.Arch Bronconeumol 2009;45:361-2

125. González VJ, Valdivieso B, Ruíz V. Hospitalización a domicilio. MedClin 2002;118:659-64

126. Disponible en http://www.bernardkrief.es . Último acceso en diciembre de 2012.

127.Gravil JH, Al-Rawas OA, Cotton MM, Flanigan U, Irwin A, Stevenson RD. Home treatment of exacerbations of chronic pulmonary disease by an acuter espiratory assessment service. Lancet 1998;351:1853-5

128. Díaz Lobato S, Gónzalez Lorenzo F, Gómez Mendieta MA, Mayorales Alises S, Martín Arechabala I, Villasante C. Evaluación de un programa de hospitalización domiciliaria en pacientes con EPOC agudizada. Arch Bronconeumol 2005;41:5-10

129.Ram FSF, Wedzicha JA, Wright J, Greenstone M. Hospital en el domicilio para exacerbaciones agudas de la enfermedad pulmonar obstructiva crónica (Revisión Cochrane traducida). En: La Biblioteca Cochrane Plus, 2008 número 4. Oxford:Update Software Ltd. Disponible en: htpp://www.update-software.com, último acceso en abril de 2011.

130. Hernández C, Casas A, Escarabill J, Alonso J, Puig-Junoy J, Farrero E, et al. CHRONIC Project. Home hospitalisation of exacerbated chronic obstructive pulmonary disease patients. EurRespir J 2003;21:58-67

131.Skwarska E, Cohen G, Skwarski KM, Lamb C, Bushell D, Parker S, et al. Randomized controlled trial of supported discharge in patients with exacerbations of chronic obstructive pulmonary disease. Thorax 2000;55:907-12

132. Wooton R. Twenty years of telemedicine in chronic disease management—an evidence synthesis. J Telemed Telecare. 2012; 18: 211-20

133. Lewis KE, Annandale JA, Warm DL, Rees SE, Hurlin C, Blyth H, et al. Does home telemonitoring after pulmonary rehabilitation reduce healthcare use in optimized COPD? A pilot randomized trial. COPD 2010;7:44-50

134. Rühle KH, Bloch M, Franke KJ, Nillius G. Telemonitoring of armergometric training in COPD patients. A pilot study. Pneumologie 2009;63:314-8

135. Masa JF, González MT, Pereira R, Mota R, Riesco JA, Corral J et al. Validity of spirometry performed online. Eur Respir J 2011;37:911-8

136. Bonavia M, Averame G, Canonica W, Cricelli C, Fogliani V, Grassi C et al. Feasibility and validation of telespirometry in general practice: The Italian "Alliance" study. Respir Med 2009;103:1732-7

137. White P, Wong W, Fleming T, Gray B. Primary care spirometry: test quality and the feasibility and usefulness of specialist reporting. Br J Gen Pract 2007;57:701-5

138. Koff PB, Jones RH, Cashman JM, Voelkel NF, Vandivier RW. Proactive integrated care improves quality of life in patients with COPD. Eur Respir J. 2009;33:1031–8

139. Lewis KE, Annandale JA, Warm DL, Hurlin C, Lewis MJ, Lewis L.Home telemonitoring and quality of life in stable, optimized chronic obstructive pulmonary disease. J Telemed Telecare 2010;16:253-9

140. Vitacca M, Bianchi L, Guerra A, Fracchia C, Spanevello A, Balbi B, et al. Tele-assistance in chronic respiratory failure patients: a randomized clinical trial. Eur Respir J 2009;33:411–8

141. Sorknaes AD, Madsen H, Hallas J, Jest P, Hansen-Nord M. Nurse tele-consultations with discharged COPD patients reduce early readmissions—an interventional study. Clin Respir J 2011;5:26–34

142. McLean S, Nurmatov U, Liu JL, Pagliari C, Car J, Sheikh A et al. Telehealthcare for chronic obstructive pulmonary disease. Cochrane Database Syst Rev 2011;7:CD007718

143. Steventon A, Bardsley M, Billings J, Dixon J, Doll H, Hirani S, et al. Effect of telehealth on use of secondary care and mortality: findings from the Whole System Demonstrator cluster randomized trial. BMJ 2012;344:3874-89

144. Smith SM, Elkin SL, Partridge MR. Technology and its role in respiratory care. Prim Care Respir J. 2009;18:159-64

145. Franquet J. Home telehealth for patients with chronic obstructive pulmonary disease (COPD): an evidence-based analysis. Ont Health Technol Assess Ser 2012;12:1-58

146. de Toledo P, Nez S, del PF, Roca J, Alonso A, Hernandez C. Telemedicine experience for chronic care in COPD. IEEE Trans Inf Technol Biomed 2006;10:567-73

147. Seto E. Cost comparison between telemonitoring and usual care of heart failure: a systematic review. Telemed J E Health. 2008;14:679-86

148. Fox N, Hirsch-Allen AJ, Goodfellow E, Wenner J, Fleetham J, Ryan CF et al. The impact of a telemedicine monitoring system on positive airway pressure adherence in patients with obstructive sleep apnea: a randomized controlled trial. Sleep 2012;135:477-81

149. Parikh R, Touvelle MN, Wang H, Zallek SN. Sleep telemedicine: patient satisfacction and treatment adherence. Telemed J E Health 2011;17:609-14

150. Van Gaalen JL, Hashimoto S, Sont JK. Telemanegement in asthma: an innovate and effective approach. CurrOpin Allergy Immunol 2012:12:235-40

151. Ryan D, Price D, Musgrave SD, Malhotra S, Lee AJ, Ayansina D et al. Clinical and cost effectiveness of mobile phone supported self monitoring of asthma: multicentre randomised controlled trial. BMJ 2012;344:1756

152. Deschildre A, Béghin L, Salleron J, Iliescu C, Thumerelle C, Santos C et al. Home telemonitoring (forced expiratory volumen in 1s) in children with severe asthma does not reduce exacerbation. Eur Respir J 2012;39:290-6

153. McLean S, Chandler D, Nurmatov U, Liu J, Pagliari C, Car J et al. Telehealth care for asthma: a Cochrane review. CMAJ 2011;183:733-42

154. Carreras JM, Maldonado B, Quesada M, Sánchez B, De La Puerta IN, Sánchez Agudo L. Telephone-based smoking cessation. Predictors of success. Med Clin 2012;138:242-5

155. Vitacca M, Bazza A, Bianchi L, Gilè S, Assoni G, Porta R et al. Tele-assitance in chronic respiratory failure: patients' characterization and staff workload of 5-year activity. Telemed J E Health 2010;16:299-305

156. Smith SM, Brame A, Kulinskaya E, Elkin SL. Telemonitoring and intermediate care. CHEST 2011;139:731-2

157. NHS Direct & NHS South East Essex 'At Home, not alone' COPD Telehealth Project Final Evaluation (2010). Disponible en: http://www.telecareaware.com/images/pdfs/nhsd-essex-final-eval-telehealth-26Feb10.pdf. Ultimo acceso en enero del 2013.

158.Telecare outcomes and mainstreaming. Summary of responses by social care authorities to CSCI performance assessment (2008) Themed Report. Disponible en: http://www.dhcarenetworks.org.uk/_library/Resources/Telecare/Telecare_Outcomes/Performance2008/Telecare-mainstreaming_and_outcomes_29_december_2008_Telehealth.doc. Ultimo acceso en enero del 2013.

159.Leeds NHS Primary Care Trust: Telehealth Management of COPD (2009). Disponible en: http://www.tunstall.co.uk/assets/literature/Telehealth%20Management%20of%20COPD%20-%20NHS%20Leeds.pdf. Último acceso en enero del 2013.

160.Paré G, Sicotte C, St-Jules D, Gauthier R. Cost-minimization analysis of a telehomecareprogramforpatientswithchronicobstructivepulmonarydisease. Telemedicine and e-Health. 2006;12:114-21

161.Trappenburg JC, Niesink A, de Weert-van Oene GH, van der Zeijden H, van Snippenburg R, Peters A, Lammers JW, et al. Effects of Telemonitoring in Patients with Chronic Obstructive Pulmonary Disease. Telemedicine J e-Health 2008; 14:138-46

162.Vontetsianos T, Glovas P, Katsaras T, Rigopoulou A, Mpirmpa G, Giaboudakis P, et al. Telemedicine-assisted home support for patients with advanced chronic obstructive pulmonary disease: preliminary results after nine-month follow-up. Journal of Telemedicine and Telecare. 2005;11:86-8

163.Rosenblum (2004) Strategic Health care Programs: Independent Analysis of Monitored/Non-Monitored Patients. Disponible en : http://www.honeywelltelecare.nl/pdf/SHP.pdf. Último acceso enero de 2013.

164.Darkins A, Ryan P, Kobb R, Foster L, Edmonson E, Wakefield B, et al. Care Coordination/Home Telehealth: The Systematic Implementation of Health Informatics, Home Telehealth, and Disease Management to Support the Care of Veteran Patients with Chronic Conditions. Telemedicine and e-Health. 2008; 14, 1118-26

165.Price-Waterhouse Coopers Ontario TelehomecareProgramme 'Phase One' Evaluation (2010). Disponible en: http://www.nomj.ca/ articles/technology/Telehomecare-pilot-cuts-hospital-ER-visits%20.aspx. Último acceso enero de 2013.

166. Charlson M, Pompei P, Ales KL, McKenzie CR. A new method of classifying prognostic comorbidity in longitudinal studies: development and validation. J Chron Dis 1987; 40: 373-83

167.Mahoney FI, Barthel DW. Functional evaluation: Barthel index. Md State Med J 1965; 14: 61-5

168. Goldberg D, Bridges K, Duncan-Jones P. Detecting anxiety and depression in general medical settings. Br Med J 1988; 97: 897-9

169.Menn P, Weber N, Holle R. Health-related quality of life in patients with severe COPD hospitalized for exacerbations- comparing EQ-5D, SF-12 and SGRQ. Health Qual Life Outcomes 2010;8:39-48

170. Kind P. Chapter 22. The EuroQoL instrument: an index of health-related quality of life. In: Spilker B, editor. Quality of Life and Pharmacoeconomics in Clinical Trials. Second. Philadelphia, Lippincott-RavenPublishers; 1996. pp. 191–201

171.Ferrer M, Alonso J, Prieto L, Plaza V, Monso E, Marrades E et al. Validity and reability of the St. George's Respiratory Questionnarie after adaptation to a different lenguaje and culture: the Spanish example. Eur Respir J 1996;9:1160-6

172. Jones P, Adamek L, Nadeau G, Banik N. Comparisons of health status scores with MRC grades in primary care COPD population: implications for the new GOLD 2011 classification. Eur Respir J 2012 (en prensa)

173. Stahl E, Lindberg A, Jansson SA, Rönmark E, Svensson K, Andersson F, et al. Health- related quality of life is related to COPD disease severity. Health Qual Life Outcomes. 2005;3:56-64

174.Ferrer M, Anto JM, Alonso J. Quality of life in COPD patients of different stages of the disease. Eur Respir J. 1995;8:354

175. Mphil MM, Barley EA, Spencer S, Jones PW. Development and validation of an improved COPD-Specific version of the St. George Respiratory Questionnarie. CHEST 2007;132:456-63

176. Agustí A, Soler JJ, Molina J, Muñoz MJ, García-Losa M, Roset M, Jones PW, Badia X. Isthe CAT questionnaire sensitive to changes in health status in patients with severe COPD exacerbations?COPD 2012;9:492-8

177. Jódar-Sánchez F, Ortega F, Parra C, Gómez-Suárez C, Jordán A, Pérez P et al. Implementation of a telehealtcare programme for patients with severe chronic obstructive pulmonary disease treated with long-term oxygen therapy. J Telemed Telecare 2013;19:11-7

178. Polisena J, Tran K, Cimon K. Home telehealth for chonic obstructive pulmonary disease: a siystematic review and meta-analysis. J Telemed Telecare 2010;16:120-7

179. Trappenburg J, Monninkhof E, Bourbeau J, Troosters T, Schrijvers A, Verheij T, et al. Efecto de un plan de acción con apoyo continuo de un gestor

de casos sobre el desenlace clínico de las exacerbaciones en pacientes con EPOC: ensayo aleatorizado controlado multicéntrico. Thorax 2011;1:16-24

180. Hurst JR, Donaldson GC, Quint JK, Goldring JJ, Patel AR, Wedzicha JA. Domiciliary pulse-oximetry at exacerbation of chronic obstructive pulmonary disease: prospective pilot study. BMC Pulm Med. 2010;10:52-63

181. van den Berge M, Hop WC, van der Molen T, van Noord JA, Creemers JP, Schreurs AJ, Wouters EF, Postma DS; COSMIC (COPD and Seretide: a Multi-Center Intervention and Characterization) study group. Prediction and course of symptoms and lung function around an exacerbation in chronic obstructive pulmonary disease. Respir Res. 2012;13:44-53

182.Donaldson GC, Seemungal TA, Hurst JR, Wedzicha JA. Detrended fluctuation analysis of Peak expiratory flow and exacerbation frequency in COPD. Eur Respir J 2012;40:1123-9

183. Sicotte C, Paré G, Morin S, Potvin J, Moreault MP. Effects of home telemonitoring to support improved care for chronic obstructive pulmonary diseases. Telemedicine and e-Health 2011;17:95-103

184. Balbo NA, Acosta MA; Kevorkof GV. Quality of life in patients with COPD and long term oxygen therapy. RevFac Cien MedUnivCordoba 2012;69:83-9

185. Yohannes AM. General practioners views and experiences in managing depression in patients with chronic obstructive pulmonary disease. Expert Rev Respir Med 2012;6:589-95

186. Chetta A, Olivieri D. The COPD Assessment Test in the evaluation of chronic obstructive pulmonary disease exacerbation. Expert Rev Respir Med 2012;6:373-5

187. Ure J, Pinnock H, Hanley J, Kidd G, McCall Smith E, Tarling E et al. Piloting tele-monitoring in COPD: a mixed methods exploration of issues in design and implementation. Prim CareRespir J 2012;21:57-64

188. Ernesäter A, Engström M, Holmström I, Winblad UJ._Incident reporting in nurse-led national telephone triage in Sweden: the reported errors reveal a pattern that needs to be broken. Telemed Telecare 2010;16:243-7

189. Hutarew G, Schlicker HU, Idriceanu C, Strasser F, Dietze O. Four years experience with tele-neuropathology. J TelemedTelecare 2006;12:387-91

190. Finkelstein SM, Speedie SM, Zhou X, Pttohoff S, Rather ER. Perception, satisfaction and utilization of the VALUE home telehealth servicie. J Telemed Telecare 2011;17:288-92

191. Jarad NA, Zund SM. Telemonitoring in chronic obstructive airway disease and adult patients with cystic fibrosis. J TelemedTelecare 2011;17:127-32

192. Domingo M, Lupón J, González B, Crespo E, López R, Ramos A, et al. Evaluation of a telemedicine system for heart failure patients: feasibility, acceptance rate, satisfaction and changes in patient behavior: results from the CARME (CAtalan Remote Management Evaluation) study. Eur J Cardiovasc Nurs. 2012;11:410-8

193. Pare G, Sicotte C, St-Jules D, Gauthier R. Cost-minimization analysis of a telehomecare program for patient with chronic obstructive pulmonary disease. Telemed J E Health 2006;12:114-21

194. Elwyn G, Hardisty AR, Pierce SC, May C, Evans R, Robinson RK, et al. Detecting deterioration in patients with chronic disease using telemonitoring: navigating the "through of disillusionment". J Eval Clin Pract 2012;18:896-903

Listado de figuras:

Listado de tablas:

- Tabla 30. Visitas a Urgencias/Ingresos hospitalarios por otros motivos diferentes a la agudización de EPOC durante el seguimiento de la muestra.

ANEXOS

- Anexo 1. Certificado de aprobación del proyecto por el Comité de Ética del Instituto de Investigación Princesa (IP).
- Anexo 2. Especificaciones técnicas y funcionamiento de los dispositivos utilizados en el programa de telemedicina PROMETE.
- Anexo 3. Formulario de información y consentimiento informado escrito grupo telemedicina.
- Anexo 4. Formulario de información y consentimiento informado escrito grupo asistencia convencional.
- Anexo 5. Formulario de información basal.
- Anexo 6. Instrucciones para la correcta medición de los parámetros funcionales.
- Anexo 7. Formulario de incidencias.
- Anexo 8. Cuestionario clínico realizado telefónicamente al detectar una "alerta roja".
- Anexo 9. Actuaciones realizadas por el Neumólogo.
- Anexo 10. Índice de Charlson.
- Anexo 11. Test de Barthel.
- Anexo 12. Cuestionario de ansiedad-depresión de Goldberg.
- Anexo 13. Cuestionario de calidad de vida de St. George.
- Anexo 14. Cuestionario de calidad de vida EuroQOL-5D.
- Anexo 15. Cuestionario CAT.
- Anexo 16. Encuesta de satisfacción de los pacientes.
- Anexo 17. Ítems y dimensiones del modelo TAM modificado.
- Anexo 18. Estudio coste-efectividad del programa PROMETE.

Anexo 1. Certificado de aprobación del proyecto por el Comité de Ética del Instituto de Investigación Princesa (IP).

Hospital Universitario de La Princesa
SaludMadrid

Comunidad de Madrid

INFORME DEL COMITÉ ÉTICO DE INVESTIGACIÓN CLÍNICA

Dña. Mª del Mar Ortega Gómez, secretaria del Comité Ético de Investigación Clínica del Hospital Universitario de la Princesa

Certifica

Que este Comité ha evaluado la propuesta del investigador principal el **Dr. Gonzalo Segrelles (Servicio de Neumología)** para que se realice el estudio post-autorización con código de protocolo **TM-EPOC** titulado: **Telemedicina en pacientes con Enfermedad Pulmonar Obstructiva Crónica (EPOC) avanzada** y considera que:

Se cumplen los requisitos necesarios de idoneidad del protocolo en relación con los objetivos del estudio y están justificados los riesgos y molestias previsibles para el sujeto.

La capacidad del investigador y los medios disponibles son apropiados para llevar a cabo el estudio.

Son adecuados tanto el procedimiento previsto para obtener el **consentimiento informado** como la compensación prevista para los sujetos por daños que pudieran derivarse de su participación en el ensayo.

El alcance de las compensaciones económicas previstas no interfiere con el respeto a los postulados éticos.

Y que este Comité acepta que dicho estudio post-autorización sea realizado por el **Dr. Gonzalo Segrelles (Servicio de Neumología)** como investigador principal en el Hospital Universitario de La Princesa.

Lo que firmo en **Madrid** a **21** de **julio** de **2011**

Hospital Universitario de la Princesa

Fdo: Dra. Mª del Mar Ortega Gómez
SECRETARIA DEL C.E.I.C.

CEIC Hospital Universitario La Princesa C/ Diego de León 62, MADRID (28006) Tel.: 91 520 24 76/Fax: 91 520 25 60

Anexo 2. Especificaciones técnicas y funcionamiento de los dispositivos utilizados en el programa de telemedicina PROMETE.

Al inicio del estudio se le entregó al paciente un manual de usuario donde se explicaba detenidamente los pasos que debía seguir para la correcta utilización de los dispositivos, mantenimiento de los mismos y cambio de la batería.

Seguidamente se resume los pasos a seguir para la utilización de cada uno de los dispositivos:

F. Medición de la tensión arterial:

- Asegurarse que el tubo del manguito está firmemente conectado al aparato.
- Colocar el manguito en la posición adecuada en el brazo.
- Pulsar el botón "START-STOP".
- Confirmación a la toma de medición: esperar hasta que la medición termine satisfactoriamente o se un muestre un error tipo "Cod..." o "Err...", que desaparecerá tras un tiempo.

B. Pulsioximetría:

- Encendido del equipo: pulsando el botón derecho ("←"), si no estuviera previamente encendido.
- Toma correcta de la medición:
    - Introducir adecuadamente el dedo en el pulsioxímetro.
    - Seleccionar la opción de pulsioximetría, pulsando el segundo botón empezando por la derecha ("2"), sobre el cual aparece la descripción de la función de esa "soft key/tecla del menú contextual", en ese momento: "OXY".
- Confirmación de la toma de medición:
    - Esperar de 30 segundos a un minuto para que las mediciones se estabilicen durante un periodo suficiente de tiempo.
    - Durante este tiempo se realizan mediciones instantáneas continuamente, que se van reflejando en la pantalla.

- Interrupción voluntaria en la toma de la medición: el proceso de la medición se debe parar explícitamente por parte del paciente/cuidador, pulsando el segundo botón empezando por la izquierda ("0"), sobre el cual aparece la descripción de la función de esa "tecla de menú contextual", en ese momento: "STOP". Tras finalizar la medición el dispositivo vuelve a quedar en el menú principal, desde el que se puede volver a seleccionar la realización de otra pulsioximetría o de una espirometría.
- Información transmitida: el dato final que se enviará, es la media de todas las mediciones realizadas durante los 30-60 segundos del proceso de medición.
- Auto-apagado: tras pulsar la tecla "0"="STOP", si no se interactúa con el aparato durante un tiempo, este emitirá un pitido indicando que se va a apagar y si se sigue sin interactuar con el mismo durante otro intervalo se apaga completamente.

C. Pico-flujo:

- Encendido del equipo: pulsando el botón derecho, si no estuviera ya encendido.
- Activación para la realización de un pico-flujo: pulsando el segundo botón empezando por la izquierda ("0"), sobre el cual aparece la descripción de la función de esa "softkey/tecla del menú contextual" en ese momento: "SPIRO".
- Toma de medida del paciente: tomar aire y realizar el proceso de "soplido brusco".
- Confirmación de la toma de medición:
  - Tras la espiración el aparato nos indicará si considera que la medición ha sido satisfactoria o debe repetirse.
  - Cuando finalice la espiración correcta el aparato mostrará los valores medidos, hasta que se pulse una tecla.
- Los valores de pico-flujo mostrados por el equipo se quedan almacenados en el dispositivo para ser posteriormente transmitidos a la centralita cuando el telemodem realice la llamada al mismo.

Anexo 3. Formulario de información y consentimiento informado escrito para el grupo intervención.
Servicio de Neumología, Hospital Universitario La Princesa (c/Diego de León 62, 28006 Madrid).

1. DOCUMENTO DE INFORMACIÓN PARA PACIENTES SOBRE EL PROYECTO TELEMONITORIZACIÓN EN PACIENTES CON EPOC.

Este documento sirve para que usted, o quien le represente, dé su consentimiento para esta intervención. Eso significa que nos autoriza a realizarla. El presente estudio respeta las recomendaciones éticas internacionales de la declaración de Helsinki.

Puede usted retirar este consentimiento cuando lo desee. Firmarlo no le obliga a usted a hacerse la intervención. De su rechazo no se derivará ninguna consecuencia adversa respecto a la calidad del resto de la atención recibida. Antes de firmar, es importante que lea despacio la información siguiente.

Sus datos personales como participante del estudio se mantendrán bajo estricta confidencialidad (Ley Orgánica 15/1999, de protección de datos de carácter personal).

Díganos si tiene alguna duda o necesita más información. Se podrá poner en contacto con nosotros llamando al teléfono de la centralita del H. La Princesa, 915-202200. Desde allí solicite que le pongan en contacto con el servicio de Neumología y pregunte por el Dr. Segrelles, Neumólogo responsable del proyecto. Le atenderemos con mucho gusto.

Ud tiene derecho al acceso, rectificación, cancelación y oposición de datos, para lo cual deberá dirigirse a su médico del estudio.

1.1 Lo que Usted debe sabe

a. En qué consiste y para qué sirve:

Actualmente, estamos llevando a cabo un proyecto de investigación con objeto de implantar un servicio de teleasistencia para pacientes con EPOC. El que servicio que usted va a seguir consiste en utilizar equipos para monitorizar los parámetros relacionados con su enfermedad desde su domicilio.

b. Cómo se realiza:

Usted realiza a diario mediciones de sus parámetros clínicos en su domicilio y envía esa información a un sistema de control, donde un técnico realiza el seguimiento. En caso que los parámetros se encuentren fuera de los valores que previamente se han considera como normales para su caso, el técnico contactará con usted vía telefónica e iniciará un proceso para determinar la causa. Si el técnico verifica que usted sufre un problema relacionado con la enfermedad contactará con un médico especialista en Neumología. En función de la gravedad, usted recibirá la asistencia sanitaria adecuada, si merma de la calidad asistencial convencional.

c. Qué efectos le producirá:

Tendrá un mayor control y conocimiento de su enfermedad.

d. En qué le beneficiará:

Usted se beneficiará de entrar en un servicio de teleasistencia supervisado por el personal facultativo para provocar mejorías en la enfermedad que usted padece. La utilización de la teleasistencia pretende mejorar el control y la gestión individualizada de su enfermedad, y de este modo, reducir sus visitas a médicos especialistas y a Urgencias, así como el número de pruebas complementarias y, probablemente, disminuir la utilización de fármacos no útiles. Con todo ello, lo que se pretende finalmente es mejorar su calidad de vida.

e. Otras alternativas disponibles en su caso:

Recibir asistencia sanitaria convencional

f. Qué riesgos tiene:

Cualquier actuación médica tiene riesgos. La mayor parte de las veces los riesgos no se materializan y la intervención no produce daños o efectos secundarios indeseables. Pero a veces no es así. Por eso es importante que usted conozca los riesgos que pueden aparecer en este proceso o intervención.

- LO MÁS FRECUENTES.
- LOS MÁS GRAVES.
- LOS DERIVADOS DE SUS PROBLEMAS DE SALUD.

La EPOC se caracteriza por la progresiva e irreversible limitación del flujo aéreo en las vías respiratorias. El curso, normalmente progresivo, se ve afectado por agudizaciones más o menos frecuentes, que pueden ser leves y requerir tratamiento domiciliario o más graves y llegar a hacer necesario la hospitalización, en algunos casos se puede presentar una insuficiencia respiratoria hipercápnica que puede hacer necesario un tratamiento con soporte ventilatorio.

g. Situaciones especiales que deben ser tenidas en cuenta:

Aunque con este sistema se pretende reducir las visitas por agudización a consultas de Neumología y a los servicios de Urgencias, no se le garantiza un control continuo de su enfermedad y es posible que precise acudir por su cuenta a otros servicios sanitarios, incluidos los de Urgencias.

h. Otras informaciones de interés:

Debe usted saber que no obtendrá beneficio alguno por su participación en este estudio y que su participación en el proyecto es altruista, por lo que no recibirá ninguna compensación económica, ni de ningún otro tipo por su colaboración. Además, su colaboración es completamente voluntaria, lo que significa que podrá retirar su consentimiento y dejar de participar en el estudio en cualquier momento, sin que por ello se altere la relación con el equipo médico que le atiende, ni se produzca perjuicio alguno de su tratamiento.

i. Otras consideraciones para las que le pedimos su consentimiento:

- A veces, durante la intervención, se producen hallazgos imprevistos, que pueden obligar a modificar la forma de hacer la intervención y utilizar variantes de la misma no contempladas inicialmente.
- A veces es necesario tomar muestras biológicas para estudiar mejor su caso. Pueden ser conservadas y utilizadas posteriormente para realizar investigaciones científicas relacionadas con la enfermedad que usted padece. No se usarán directamente para fines comerciales. Si fueran a ser utilizadas para otros fines distintos se le pediría el consentimiento expreso para ello. Si no da su consentimiento

para ser utilizadas en investigación, las muestras se destruirán una vez dejen de ser útiles para documentar su caso, según las normas del centro. En cualquier caso, se protegerá adecuadamente la confidencialidad en todo momento.

- También pueden hacer falta tomar imágenes, como fotos o vídeos. Sirven para documentar mejor el caso. También puede usarse para fines docentes de difusión del conocimiento científico. En cualquier caso serán usadas si usted da su consentimiento (art. 10 del RD 1720/2007. Reglamento que desarrolla la Ley Orgánica 15/1999 de protección de datos de carácter personal). Su identidad será preservada de forma confidencial.

2. Consentimiento informado

2.1 Datos de el/la paciente y de su representante legal (en caso de incapacidad de el/la paciente).

Nombre y apellidos	Fecha	Firma

2.2 Profesionales que intervienen en el proceso de información y consentimiento.

Nombre y apellidos	Fecha	Firma

2.3 Consentimiento

Yo,D/Dña____

____________, manifiesto que estoy conforme con la intervención que se me ha propuesto. He leído y comprendido la información anterior. He podido preguntar y aclarar todas mis dudas. Por eso he tomado consciente y libremente la decisión de autorizarla. También puedo retirar mi consentimiento cuando lo estime oportuno.

- Autorizo a que se realicen las actuaciones oportunas, incluyendo modificaciones en la forma de realizar la intervención, para evitar los peligros o daño potenciales para la vida o la salud, que pudieran surgir durante el curso de la intervención. SI/ NO

- Autorizo a la conservación y utilización posterior de mis muestras biológicas para la investigación relacionada directamente con la enfermedad que padezco. SI / NO
- Autorizo que, en caso de que mis muestras biológicas vayan a ser utilizadas para otras investigaciones diferentes, los investigadores se pongan en contacto conmigo para solicitarme consentimiento. SI/ NO
- Autorizo la utilización de imágenes con fines docentes o de difusión del consentimiento científico. SI/ NO

NOTA: Márquese con una cruz.

Fdo: El/la paciente

Fdo: El/la representante legal (sólo en caso de incapacidad de el/la paciente)

Madrid, _______ de __________________ del 2011.

2.4 Rechazo de la intervención

Yo,D/Dña____, no autorizo la realización de esta intervención. Asumo las consecuencias que de ella puedan derivarse para la salud.

Fdo: El/la paciente

Fdo: El/la representante legal (sólo en caso de incapacidad de el/la paciente).

Madrid, _______ de __________________ del 2011.

2.5 Revocación del consentimiento

Yo,D/Dña____de forma libre y consciente he decido retirar el consentimiento para esta intervención. Asumo las consecuencias que de ella puedan derivarse para la salud.

Fdo: El/la paciente

Fdo: El/la representante legal (sólo en caso de incapacidad de el/la paciente).

Madrid, _______ de __________________ del 2011

Anexo 4. Formulario de información y consentimiento informado escrito para los pacientes del grupo control.
Servicio de Neumología, Hospital Universitario La Princesa (c/Diego de León 62, 28006 Madrid).

Hoja de información

Estimado paciente:

Actualmente, estamos llevando a cabo un proyecto de investigación con objeto de evaluar el control y seguimiento de la enfermedad pulmonar obstructiva crónica (EPOC). Por este motivo, le pedimos su colaboración en este proyecto. El presente estudio respeta las recomendaciones éticas internacionales de la declaración de Helsinki.

Usted recibirá asistencia sanitaria convencional. Los objetivos de este proyecto son:

- Evaluar la efectividad clínica.
- Analizar los costes en el sistema sanitario.
- Evaluar su calidad de vida relacionada con la salud.
- Evaluar su satisfacción.

Debe saber que usted no obtendrá beneficio alguno por su participación en este estudio y que su participación en el proyecto es altruista, por lo que no recibirá ninguna compensación económica ni de ningún otro tipo por su colaboración. Además, su colaboración es plenamente voluntaria, lo que significa que podrá retirar su consentimiento y dejar de participar en el estudio en cualquier momento, sin que por ello se altere la relación con el equipo médico que le atiende ni se produzca perjuicio alguno en su tratamiento.

Sus datos personales como participante del estudio se mantendrán bajo estricta confidencialidad (Ley Orgánica 15/1999, de protección de datos de carácter personal).

Díganos si tiene alguna duda o necesita más información. Se podrá poner en contacto con nosotros llamando al teléfono de la centralita del H. La Princesa, 915-202200. Desde allí solicite que le pongan en contacto con el servicio de Neumología y pregunte por el Dr. Segrelles, Neumólogo responsable del proyecto. Le atenderemos con mucho gusto.

Ud tiene derecho al acceso, rectificación, cancelación y oposición de datos, para lo cual deberá dirigirse a su médico del estudio.

Consentimiento informado

Yo,____

- He leído la hoja informativa que se me ha entregado.
- He podido hacer preguntas sobre el estudio.
- He recibido suficiente información sobre el estudio.

He hablado con el Dr. **Gonzalo Segrelles Calvo** que me ha explicado el objeto del estudio.

He comprendido que mi participación en el estudio es voluntaria y que puede retirarme del mismo cuando quiera, sin tener que dar explicaciones y sin que esto repercuta en mis cuidados médicos.

Entiendo que al acceder a participar en este estudio, consiento a la recogida, tratamiento, cesión y transferencia (si procede) de mis datos personales con respeto al anonimato para fines de atención sanitaria y/o investigación médica.

Presto libremente mi conformidad para participar en el estudio y que mis datos puedan ser utilizados con fines de investigación. Recibiré una copia firmada de esta hoja de información al paciente y consentimiento informado.

Firma del paciente ____

Fecha:

Firma del investigador ______________________________________

Fecha:

Madrid, a ________ de __________________ de 2011.

Anexo 5. Formulario de información basal.

VARIABLES SOCIODEMOGRÁFICAS

- Fecha de nacimiento:
- Sexo: H/ M
- Historia tabáquica:
  - Años/meses desde que abandonó el hábito tabáquico:
  - Dosis acumulada (paquetes/año)
- Estado civil: SOLTERO/ DIVORCIADO/ CASADO/ VIUDO
- Composición del hogar: VIVE SOLO/ VIVE CON HIJOS/ VIVE CON PAREJA
- Cuidador principal: Si/ No; relación con el paciente (hijo/a, cónyuge, hermano/a, etc.):
- Nivel educativo: SIN ESTUDIOS/ PRIMARIOS/ SECUNDARIOS/ UNIVERSITARIO
- Profesión:

ANTECEDENTES MÉDICO-QUIRÚRGICOS PREVIOS

- Alergias medicamentosas:
- Factores de riesgo cardiovascular: HTA/ DM-2/ DL
- Antecedentes médicos previos:
  - NEUROLÓGICO:
  - CARDIOLOGÍA:
  - NEUMOLOGÍA:
  - NEFROLOGÍA:
  - REUMATOLOGÍA:
  - ONCOLOGÍA:
  - DIGESTIVO:
  - OTROS:

- Antecedentes quirúrgicos

VIDA BASAL:

- Independiente para las actividades de la vida diaria: SI/ NO
- Ayuda para la deambulación: SI/ NO
- Control de esfínteres: SI/NO
- Sale a la calle: SI/NO
- Si no sale a la calle, desde hace cuanto tiempo
- Disnea, según la escala de la MRC:
- Funciones corticales conservadas: SI/ NO

VARIABLES RELACIONADAS CON LA EPOC

- Espirometría: FEV1 ________cc (____%), FVC __________cc(____%), FEV1/FVC
- Gasometría arterial: pH______, PaCO2_______; PaO2_____; HCO3-______, SatO2
- Oxigenoterapia crónica domiciliaria: flujo_________, horas/día de uso__________
- Agudizaciones:
  - Número de agudizaciones el año previo al inicio del estudio:
  - Número de hospitalizaciones por ese motivo en el año previo:
  - Número de visitar a Urgencias:
  - Requirió ingreso en UCI por agudización de EPOC: SI /NO
  - Requirió VMNI por agudización de EPOC: SI/ NO
  - Requirió intubación orotraqueal por agudización de EPOC: SI/ NO

TRATAMIENTO QUE REALIZA ACTUALMENTE:

- Tratamiento para la EPOC (tipo, dosis y frecuencia)
- Tratamiento para otras causas (tipo, dosis y frecuencia)

EXPLORACIÓN FÍSICA INICIO DEL ESTUDIO

Peso_______________ Talla________________

TA (mmHg):

Frecuencia cardíaca (lpm):

Frecuencia respiratoria (rpm):

SatO2:

Espirometría (si no existen datos recientes): FEV1 ________cc (_____%), FVC__________cc (_____%), FEV1/FVC____________

Cálculo del índice de BODEX:

Cálculo del índice de Charlson:

.- Auscultación cardíaca:

.- Auscultación pulmonar:

.-. Abdomen:

.- Miembros inferiores:

Formulario de información sobre las agudizaciones durante el periodo del estudio

- Número de agudizaciones por EPOC:
- ¿ Precisó consulta en Atención Primaria (AP)?: SI/ NO Cuantas:
  - ¿Tomó antibióticos?: SI/ NO Cuál:
  - ¿Tomó corticoides orales?: SI/ NO
- ¿Precisó asistencia domiciliaria por enfermera de AP?: SI/NO Cuantas:
- ¿Precisó asistencia domiciliaria por médico de AP?: SI/ NO Cuantas:
  - ¿Tomó antibióticos?: SI/ NO Cuál:
  - ¿Tomó corticoides orales?: SI/ NO
- ¿Preció asistencia especializada por Neumología?: SI/NO Cuantas:
  - ¿Tomó antibióticos?: SI/ NO Cuál:
  - ¿Tomó corticoides orales?: SI/ NO
- ¿Precisó visita a Urgencias?: SI/ NO Cuantas
  - ¿Tomó antibióticos?: SI/ NO Cuál:
  - ¿Tomó corticoides orales?: SI/ NO
- ¿Precisó ingreso hospitalario?: SI/ NO Cuantos:
  - Ventilación mecánica no invasora: SI/NO
  - Ingreso en UCI: SI/NO
  - Ingreso en Unidad de cuidados intermedios: SI/NO
  - Intubación orotraqueal: SI/NO

Anexo 6. Instrucciones para la correcta medición de los parámetros funcionales.

- Las mediciones se realizarán todas las mañana entre las 9:00 y las 11:30 horas, aunque las mediciones realizadas fuera de este horario también se recibirán y analizarán.
- El paciente puede desayunar antes de realizar las mediciones.
- Las mediciones deberán realizarse 20 minutos después de que el paciente:
    - Se encuentre sentado y en reposo.
    - Se encuentre con el oxígeno puesto.
    - Tome el tratamiento con los inhaladores.

Anexo 7. Formulario de incidencias.

Código del paciente:	Fecha: ____/_____/_____
Hora de inicio de consulta: Hora de respuesta:	

El paciente no ha realizado sus medidas por estar ausente del domicilio.

¿Ausencia del paciente de su domicilio? o No o Sí. Indique el número de días que no ha realizado las medidas:

El paciente no ha realizado sus medidas por desmotivación. Después de que la centralita motive al paciente explicando beneficios del programa.

¿El paciente quiere continuar la monitorización? o No. Indique la hora de alerta al Neumólogo del HULP. o Sí. Indique el número de días que no ha realizado las medidas.

La centralita no ha conseguido motivar al paciente y este quiere abandonar el estudio. Se avisa al Neumólogo responsable del estudio, quien llama al paciente. Después de esta intervención:

¿El paciente quiere continuar la monitorización? o No (Abandono del estudio) o Sí. Indique el número de días que no ha realizado las medidas.

El paciente ha realizado sus medidas pero no se han recibido en la centralita.

<u>Señal roja.</u>

La centralita administra dos cuestionarios telefónicos al paciente para confirmar:

- ¿La medición de los parámetros funcionales se ha realizado cumpliendo las condiciones previas establecidas? Sí/ No
- ¿El cuestionario clínico confirma la alerta médica? Sí/ No

Indique hora de llamada al Neumólogo del HULP:

En caso afirmativo, ¿realizando una llamada al paciente y pidiendo que realice las medidas con la asistencia telefónica de la centralita, estas se reciben?

- Sí
- No

- En caso afirmativo, ¿se encuentran las medidas dentro de los límites normales?
  - No. Pase al cuadro de SEÑAL ROJA.
  - SÍ. Asegúrese que el paciente sabe realizar las medidas y explique brevemente el motivo: ______________________________
- En caso negativo, ¿se encuentran las conexiones correctas?
  - Sí. (Vuelva a realizar las mediciones)
  - No. Active asistencia técnica:
    - Ajustar el equipo
    - Reemplazar el equipo
    - Otra: ______________________________

Anexo 8. Cuestionario clínico realizado telefónicamente al detectar una "alerta roja".

1) ¿Cómo se encuentra?. Mejor, igual o peor que otros días.

2) ¿Ha notado aumento de su disnea (asfixia)?........................... SI/NO

3) ¿Ha notado aumento de su tos habitual en estos días?........... SI/NO

4) ¿Se oye más ruidos al respirar (pitos, secreciones, etc.)?......... SI/NO

5) ¿Ha notado aumento en la cantidad de esputo? .... SI/NO

6) ¿Ha cambiado la coloración de su esputo? .... SI/NO

7) Si la respuesta previa es SI, preguntar el color del esputo:

- MARRÓN
- VERDE
- AMARILLO
- ROJO
- BLANCO

8) ¿Tiene fiebre?.. SI/NO

En caso afirmativo, cuantifíquela:

9) ¿Ha tenido que usar más veces el inhalador de "rescate"? .... SI/NO

10) En los últimos dos días, ¿cuántas veces ha usado el inhalador al día?

11) ¿Se le han hinchado las piernas estos días?........................... SI/NO

12) ¿Ha orinado menos de lo habitual?... SI/NO

13) ¿Se ha levantado más veces de lo normal ha orinar por la noche? SI/NO

14) ¿Ha tenido que aumentar el cabecero de la cama porque no podía dormir por la disnea (asfixia)?... SI/NO

15) ¿Ha tenido que dormir en el sillón porque tumbado se ahogaba?..... SI/NO

16) Ha tomado correctamente su medicación para:

- EPOC: SI/NO
- Insuficiencia cardíaca (diuréticos) (si la tuviese): SI/NO
- Hipertensión arterial (si lo fuera): SI/NO
- Diabetes mellitus (si lo fuera): SI/NO

Anexo 9. Actuaciones realizadas por el Neumólogo responsable del estudio.

Código del paciente:
Fecha:
Fecha de alerta de la centralita: Hora

Tipo de formulario:
- Formulario de nuevo evento Sí/ No
- Formulario del seguimiento del evento Sí/ No

Recepción de cuestionario de condiciones previas: Sí/ No
Recepción de cuestionario clínico: Sí/ No

Tipo de alerta:

1. **Nivel ROJO**

a) Contemporizar el evento. Seguimiento en 24 horas y realizar recomendaciones clínicas y/o terapéutica
   a. Tras 24 horas, seguimiento normal por la centralita
   b. Deriva a Atención Primaria
   c. Derivación a Neumología
   d. Derivación a Urgencias hospitalarias

b) Derivación a Atención Primaria
   a. Por agudización leve- moderada
   b. Para prescripción de tratamiento

c) Derivación a Neumología
   a. Tratamiento médico domiciliario
   b. Derivación a Urgencias
   c. Ingreso Hospitalario

d) Derivación a Urgencias
   a. Alta y control en domicilio
   b. Observación 24 horas
   c. Ingreso hospitalario

2. **Falta de motivación del paciente para continuar el seguimiento:**

a. Se retoma la monitorización tras la llamada del Neumólogo: Sí/ No

b. Se excluye al paciente por abandono: Sí/ No

Indique, si procede, el número de días de no realización de las medidas:

3. **Paciente ilocalizable por la centralita:**

a. Ausencia de domicilio: Sí/ No

b. El paciente se dirige directamente a Urgencias y es hospitalizado: Sí/No

Indique, si procede, el número de días de no realización de medidas:
Si el paciente es hospitalizado, rellene la casilla correspondiente a este hecho de la página anterior.

Más información

4. "Alerta roja" fin de semana:

a. Derivación del paciente a Urgencias:
- Tratamiento médico y alta hospitalaria.
- Observación.
- Ingreso hospitalario:
    - Número de días de ingreso:
    - Necesidad de VMNI: SI/NO.
    - Ingreso en UCI: SI/NO.
    - Exitus: SI/NO

b. Derivación a consultas de Neumología/Atención Primaria:
- Tratamiento médico en domicilio.
- Derivación de Urgencias: SI/NO.

Más información

5. **Otras causas:**

a. Alteraciones de la glucemia capilar: SI/NO
b. Clínica compatible con insuficiencia cardíaca: SI/NO
- Derivación a Atención Primaria: SI/NO
- Consejo médico: SI/NO
- Derivación a Urgencias:
    - Alta y tratamiento médico en domicilio.
    - Observación.
    - Ingreso hospitalario.

Anexo 10. Índice de Charlson

Infarto de miocardio (se excluye cambios ECG sin antecedentes médicos)	1
Enfermedad coronaria	1
Insuficiencia cardíaca congestiva	1
Enfermedad vascular periférica (incluye aneurisma de aorta 6 cm)	1
Enfermedad cerebrovascular	1
Hipertensión arterial	1
Alcoholismo	1
Enfermedad tromboembólica	1
Arritmia	1
Demencia	1
EPOC	1
Enfermedad del tejido conectivo	1
Úlcus péptico	1
Hepatopatía leve (sin hipertensión portal incluye hepatitis crónica)	1
Diabetes mellitas sin evidencia de afectación de órganos diana	1
Hemiplejia	2
Enfermedad renal moderada-severa	2
Diabetes con afectación de órganos diana (retinopatía, nefropatía, etc.)	2
Tumor con metástasis (excluir si >5 años desde el diagnóstico)	2
Leucemia (aguda o crónica)	2
Linfoma	2
Enfermedad hepática moderada o severa	3
Tumor sólido con metástasis	6
SIDA (no unicamente HIV positivo)	6

Anexo 11. Índice de Barthel

Actividad de la vida diaria	Limitación	Puntuación
COMER	Incapaz	0
	Necesita ayuda para cortar, extender mantequilla, etc.	5
	Independiente	10
TRASLADARSE ENTRE SILLA Y CAMA	Incapaz	0
	Necesita ayuda importante (una persona entrenada o dos personas). Se mantiene sentado	5
	Necesita algo de ayuda (pequeña ayuda física o verbal)	10
	Independiente	15
ASEO PERSONAL	Necesita ayuda con el aseo personal	0
	Independiente	5
USO del RETRETE	Dependiente	0
	Necesita ayuda, puede hacer algo sólo	5
	Independiente	10
BAÑARSE/DUCHARSE	Dependiente	0
	Independiente	5
DESPLAZARSE	Inmóvil	0
	Independiente en silla de ruedas 50m	5
	Anda con pequeña ayuda de una persona (física o verbal)	10
	Independiente al menos 50m con cualquier tipo de muleta, excepto andador	15
SUBIR/BAJAR ESCALERAS	Incapaz	0
	Necesita ayuda física o verbal, puede llevar tipo de muleta	5
	Independiente para subir o bajar	10
VESTIRSE	Dependiente	0
	Necesita ayuda, pero puede hacer la mitad sin ayuda	5
	Independiente	10
CONTROL DE HECES	Incontinente	0
	Accidente excepcional	5
	Continente	10
CONTROL DE ORINA	Incontinente	0
	Accidente excepcional	5
	Continente	10

Anexo 12. Cuestionario de Goldberg.

Subescala de ANSIEDAD	Respuesta	Puntos
¿Se ha sentido muy excitado, nervioso o en tensión?		
¿Ha estado muy preocupado por algo?		
¿Se ha sentido muy irritable?		
¿Ha tenido dificultad para relajarse?		
(Si hay 2 o más respuestas afirmativas continuar preguntando)		
¿Ha dormido mal, ha tenido dificultad para dormir?		
¿Ha tenido dolores de cabeza o nuca?		
¿Ha tenido alguno de los siguientes síntomas: temblores, hormigueos, mareos, sudores, diarrea? (síntomas vegetativos)		
¿Ha estado preocupado por su salud?		
¿Ha tenido alguna dificultad para conciliar el sueño, para quedarse dormido?		

Subescala de DEPRESIÓN	Respuesta	Puntos
¿Se ha sentido con poca energía?		
¿Ha perdido usted su interés por las cosas?		
¿Ha perdido la confianza en sí mismo?		
¿Se ha sentido usted desesperanzado, sin esperanzas?		
(Si hay una respuesta afirmativa a cualquiera de las preguntas anteriores puede continuar preguntando)		
¿Ha tenido dificultades para concentrarse?		
¿Ha perdido peso? (a causa de su falta de apetito)		
¿Se ha estado despertando demasiado temprano?		
¿Se ha sentido usted enlentecido?		
¿Cree usted que ha tenido tendencia a encontrarse peor por las mañanas?		

Anexo 13. Cuestionario de St. George

Instrucciones para los pacientes:

Este cuestionario ha sido diseñado para ayudarnos a saber mucho más sobre sus problemas respiratorios y cómo le afectan a su vida. Usamos el cuestionario para saber qué aspectos de su enfermedad son los que le causan más problemas.
Por favor, lea atentamente las instrucciones y pregunte lo que no entienda. No use demasiado tiempo para decidir las respuestas.
Recuerde que necesitamos que responda a las frases solamente cuando este seguro que lo describen y que se deba a su estado de salud.

A continuación, algunas preguntas para saber cuántos problemas respiratorios ha tenido durante el último año. Por favor, marque una sola respuesta en cada pregunta.

1. Durante el último año, he tenido tos:

- ☐ La mayor parte de los días de la semana
- ☐ Varios días a la semana
- ☐ Unos pocos días a la semana
- ☐ Sólo cuando tuve infección en los pulmones o bronquios
- ☐ Nada en absoluto

2. Durante el último año, he sacado flemas:

- ☐ La mayor parte de los días de la semana
- ☐ Varios días a la semana
- ☐ Unos pocos días a la semana
- ☐ Sólo cuando tuve infección en los pulmones o bronquios
- ☐ Nada en absoluto

3. Durante el último año, he tenido falta de aire:

- ☐ La mayor parte de los días de la semana
- ☐ Varios días a la semana
- ☐ Unos pocos días a la semana
- ☐ Sólo cuando tuve infección en los pulmones o bronquios
- ☐ Nada en absoluto

4. Durante el último año, he tenido ataques de silbidos (ruidos en el pecho):

- ☐ La mayor parte de los días de la semana
- ☐ Varios días a la semana
- ☐ Unos pocos días a la semana
- ☐ Sólo cuando tuve infección en los pulmones o bronquios
- ☐ Nada en absoluto

5. Durante el último año ¿cuántos ataques por problemas respiratorios tuvo que fueran graves o muy desagradables?

- ☐ Más de tres ataques
- ☐ Tres ataques
- ☐ Dos ataques
- ☐ Un ataque
- ☐ Ningún ataque

6. ¿Cuánto le duró el peor de los ataques que tuvo por problemas respiratorios? (si no tuvo ningún ataque serio vaya directamente a la pregunta No. 7):

- ☐ Una semana o más
- ☐ De tres a seis días
- ☐ Uno o dos días
- ☐ Menos de un día

7. Durante el último año ¿cuántos días a la semana fueron buenos? (con pocos problemas respiratorios):

- ☐ Ningún día fue bueno
- ☐ De tres a seis días
- ☐ Uno o dos días fueron buenos
- ☐ Casi todos los días
- ☐ Todos los días han sido buenos

8. Si tiene silbidos en el pecho (bronquios), ¿son peores por la mañana? (si no tiene silbidos en los pulmones vaya directamente a la pregunta No. 9):

- ☐ No
- ☐ Sí

9. ¿Cómo describiría usted su condición de los pulmones? Por favor, marque una sola de las siguientes frases:

- ☐ Es el problema más importante que tengo
- ☐ Me causa bastantes problemas
- ☐ Me causa pocos problemas
- ☐ No me causa ningún problema

10. Si ha tenido un trabajo con sueldo. Por favor marque una sola de las siguientes frases: (si no ha tenido un trabajo con sueldo vaya directamente a la pregunta No. 11):

- ☐ Mis problemas respiratorios me obligaron a dejar de trabajar
- ☐ Mis problemas respiratorios me dificultan mi trabajo o me obligaron a cambiar de trabajo
- ☐ Mis problemas respiratorios no afectan (o no afectaron) mi trabajo

11. A continuación, algunas preguntas sobre otras actividades que normalmente le pueden hacer sentir que le falta la respiración. Por favor, marque todas las respuestas que correspondan a cómo usted está actualmente:

Cierto /Falso

- ☐ Me falta la respiración estando sentado o incluso descansando........................
- ☐ Me falta la respiración cuando me lavo o me visto..
- ☐ Me falta la respiración al caminar dentro de la casa...
- ☐ Me falta la respiración al caminar alrededor de la casa, sobre un terreno plano...
- ☐ Me falta la respiración al subir un tramo de escaleras......................................
- ☐ Me falta la respiración al caminar de subida..
- ☐ Me falta la respiración al hacer deportes o jugar..

12. Algunas preguntas más sobre la tos y la falta de respiración. Por favor, marque todas las respuestas que correspondan a como está usted actualmente:

Cierto/ Falso

- □ Me duele al toser..
- □ Me canso cuando toso..
- □ Me falta la respiración cuando hablo...
- □ Me falta la espiración cuando me agacho..
- □ La tos o la respiración interrumpen mi sueño...
- □ Fácilmente me agoto..

13. A continuación, algunas preguntas sobre otras consecuencias que sus problemas respiratorios le pueden causar. Por favor, marque todas las respuestas a cómo está usted en estos días:

Cierto/ Falso

- □ La tos o la respiración me apenan en público...
- □ Mis problemas respiratorios son una molestia para mi familia, mis amigos o mis vecinos...
- □ Me asusto o me alarmo cuando no puedo respirar..
- □ Siento que no puedo controlar mis problemas respiratorios..............................
- □ No espero que mis problemas respiratorios mejoren..
- □ Por causa de mis problemas respiratorios me he convertido en una persona insegura o inválida...
- □ Hacer ejercicio no es seguro para mí...
- □ Cualquier cosa que hago me parece que es un esfuerzo excesivo....................

14. A continuación, algunas preguntas sobre su medicación. (Si no está tomando ningún medicamento, vaya directamente a la pregunta No. 15)

Cierto/ Falso

- □ Mis medicamentos no me ayudan mucho..
- □ Me apena usar mis medicamentos en público...
- □ Mis medicamentos me producen efectos desagradables..................................
- □ Mis medicamentos afectan mucho mi vida...

15. Estas preguntas se refieren a cómo sus problemas respiratorios pueden afectar sus actividades. Por favor, marque cierto sí usted cree que una o más partes de cada frase le describen si no, marque falso:

Cierto/ Falso

- □ Me tardo mucho tiempo para lavarme o vestirme..
- □ No me puedo bañar o, me tardo mucho tiempo...
- □ Camino más despacio que los demás o, tengo que parar a descansar..............
- □ Tardo mucho para hacer trabajos como las tareas domésticas o, tengo que parar a descansar...
- □ Para subir un tramo de escaleras, tengo que ir más despacio o parar..............
- □ Si corro o camino rápido, tengo que parar o ir más despacio...........................
- □ Mis problemas respiratorios me dificultan hacer cosas tales como, caminar de subida, cargar cosas subiendo escaleras, caminar durante un buen rato, arreglar un poco el jardín, bailar o jugar boliche......................
- □ Mis problemas respiratorios me dificultan hacer cosas tales como, llevar cosas pesadas, caminar a unos 7 kilómetros por hora, trotar, nadar, jugar tenis, escarbar en el jardín o en el campo...
- □ Mis problemas respiratorios me dificultan hacer cosas tales como, un trabajo manual muy pesado, correr, ir en bicicleta, nadar rápido o practicar deportes de competencia...

16. Nos gustaría saber ahora cómo sus problemas respiratorios afectan normalmente su vida diaria. Por favor, marque cierto si aplica la frase a usted debido a sus problemas respiratorios:

Cierto /Falso

- ☐ No puedo hacer deportes o jugar..
- ☐ No puedo salir a distraerme o divertirme...
- ☐ No puedo salir de casa para ir de compras..
- ☐ No puedo hacer el trabajo de la casa...
- ☐ No puedo alejarme mucho de la cama o la silla...

A continuación, hay una lista de otras actividades que sus problemas respiratorios pueden impedirle hacer (no tiene que marcarlas, sólo son para recordarle la manera cómo sus problemas respiratorios pueden afectarle):

- ☐ Ir a pasear o sacar al perro
- ☐ Hacer cosas en la casa o en el jardín
- ☐ Tener relaciones sexuales
- ☐ Ir a la iglesia o a un lugar de distracción
- ☐ Salir cuando hace mal tiempo o estar en habitaciones llenas de humo, visitar a la familia o a los amigos, o jugar con los niños

POR FAVOR, ESCRIBA AQUÍ CUALQUIER OTRA ACTIVIDAD IMPORTANTE QUE SUS PROBLEMAS RESPIRATORIOS LE IMPIDAN HACER:

____

____

____

A continuación ¿Podría marcar sólo una frase que usted crea que describe mejor cómo le afectan sus problemas respiratorios?

- ☐ No me impiden hacer nada de lo que me gustaría hacer
- ☐ Me impiden hacer una o dos cosas de las que me gustaría hacer
- ☐ Me impiden hacer la mayoría de las cosas que me gustaría hacer
- ☐ Me impiden hacer todo lo que me gustaría hacer

Gracias por contestar el cuestionario.

Anexo 14. Cuestionario EuroQol-5D

Instrucciones: *Marque con una cruz la respuesta de cada apartado que mejor describa su estado de salud en el día de HOY. No marque más de una casilla en cada grupo.*

Movilidad

- ❑ *No tengo problemas para caminar*
- ❑ *Tengo algunos problemas para caminar*
- ❑ *Tengo que estar en la cama*

Cuidado personal

- ❑ *No tengo problemas para el cuidado personal*
- ❑ *Tengo algunos problemas para lavarme o vestirme*
- ❑ *Soy incapaz de lavarme o vestirme*

Actividades cotidianas *(ej. Trabajar, estudiar, hacer las tareas domésticas, etc).*

- ❑ *No tengo problemas para realizar mis actividades cotidianas*
- ❑ *Tengo algunos problemas*
- ❑ *Soy incapaz de realizar mis actividades cotidianas*

Dolor/malestar

- ❑ *No tengo dolor ni malestar*
- ❑ *Tengo moderado dolor o malestar*
- ❑ *Tengo mucho dolor o malestar*

Ansiedad/depresión

- ❑ *No estoy ansioso ni deprimido*
- ❑ *Estoy moderadamente ansioso o deprimido*
- ❑ *Estoy muy ansioso o deprimido*

Comparando mi estado general de salud durante los últimos 12 meses, mi estado de salud hoy es:

- ❑ Mejor
- ❑ Igual
- ❑ Peor

TERMÓMETRO EUROQOL DE AUTOVALORACIÓN DEL ESTADO DE SALUD

Para ayudar a la gente a describir lo bueno o lo malo que es su estado de salud hemos dibujado una escala parecida a un termómetro en el cual se marca con un 100 el mejor estado de salud que se pueda imagina y con un 0 el peor estado de salud que se pueda imaginar.

Nos gustaría que nos indicara en esta escala, en su opinión, lo bueno o mal que es su estado de salud en el día de HOY. Por favor, dibuje una línea desde el casillero donde dice "Su estado de salud hoy" hasta el punto del termómetro que en su opinión indique lo bueno o lo malo que es su estado de salud en el día de HOY.

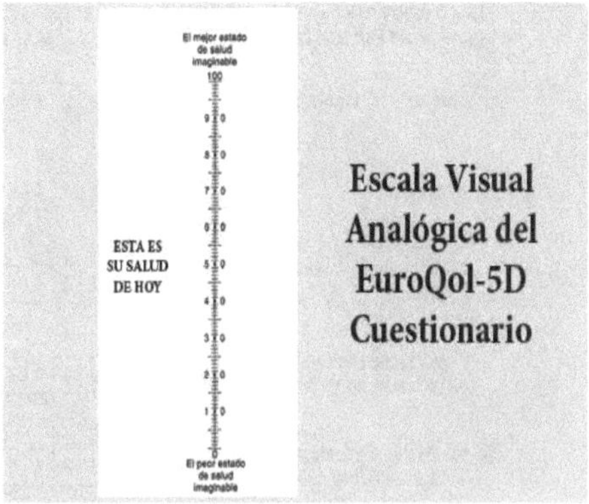

Anexo 15. Cuestionario CAT (COPD Assessment Test)

CAT (COPD Assesment Test) Día: ___/___/___

Este cuestionario les ayudará a usted y al profesional sanitario encargado de tratarle a medir el impacto que le EPOC (Enfermedad Pulmonar Obstructiva Crónica) está teniendo en su bienestar y su vida diaria)

			Puntuación
Ejemplo: Estoy muy contento	0 1 X 3 4 5	Estoy muy triste	
Nunca toso	0 1 2 3 4 5	Siempre estoy tosiendo	0
No tengo flemas (mucosidad) en el pecho	0 1 2 3 4 5	Tengo el pecho completamente cargado de flema (mucosidad?	0
Cuando subo una pendiente o un tramo de escaleras, no me falta aire	0 1 2 3 4 5	Cuando subo una pendiente o un tramo de escaleras, me falta aire siempre	0
No me siento limitado para realizar actividades domésticas	0 1 2 3 4 5	Me siento muy limitado para realizar actividades domésticas	0
Me siento seguro al salir de casa, a pesar de la afección pulmonar que padezco	0 1 2 3 4 5	No me siento nada seguro al salir de casa, debido a la afección pulmonar que padezco	0
Duermo sin problemas	0 1 2 3 4 5	Tengo problemas para dormir debido a la afección pulmonar que padezco	0
Tengo mucha energía	0 1 2 3 4 5	No tengo ninguna energía	0
		Totalidad:	0 Puntos

Anexo 16. Encuesta de satisfacción de los pacientes

¿Qué grado de satisfacción le merece las explicaciones, sobre el manejo y mantenimiento de los equipos, dadas por el personal que instaló los equipos en su casa?

Muy insatisfecho		**Insatisfecho**		**Satisfecho**		**Muy satisfecho**		**NS/NC**	

¿Cómo valoraría la facilidad de uso de los equipos?

Muy difícil		**Difícil**		**Fácil**		**Muy fácil**		**NS/NC**	

¿Qué grado de satisfacción le merece la atención telefónica recibida?

Muy insatisfecho		**Insatisfecho**		**Satisfecho**		**Muy satisfecho**		**NS/NC**	

¿Se siente satisfecho de la resolución de problemas clínicos/técnicos a través de nuestro servicio telefónico?

Muy insatisfecho		**Insatisfecho**		**Satisfecho**		**Muy satisfecho**		**NS/NC**	

¿Se siente satisfecho de la atención clínica recibida por el Neumólogo en el estudio?

Muy insatisfecho		**Insatisfecho**		**Satisfecho**		**Muy satisfecho**		**NS/NC**	

¿Cómo valoraría la seguridad en el funcionamiento de los equipos?

Muy difícil		**Difícil**		**Fácil**		**Muy fácil**		**NS/NC**	

¿El sistema de telemonitorización le ha ayudado a sobrellevar mejor sus síntomas?

Muy en desacuerdo		**En desacuerdo**		**De acuerdo**		**Muy de acuerdo**		**NS/NC**	

¿El sistema de telemonitorización le ha ayudado a conocer mejor su enfermedad?

Muy en desacuerdo		**En desacuerdo**		**De acuerdo**		**Muy de acuerdo**		**NS/NC**	

¿El sistema de telemonitorización le ha ayudado a reducir sus niveles de ansiedad?

Muy en desacuerdo		**En desacuerdo**		**De acuerdo**		**Muy de acuerdo**		**NS/NC**	

¿El sistema de telemonitorización le ha permitido tener una mayor autonomía y reducir sus visitas al centro de salud u hospital?

Muy en desacuerdo		**En desacuerdo**		**De acuerdo**		**Muy de acuerdo**		**NS/NC**	

El sistema de telemonitorización ha tenido un impacto positivo en la manera de vivir con su enfermedad.

Muy en desacuerdo		**En desacuerdo**		**De acuerdo**		**Muy de acuerdo**		**NS/NC**	

¿Considera que sus familiares se han beneficiado del sistema de telemonitorización al reducirse la posible carga psicológica o física que puede ocasionar su enfermedad?

Muy en desacuerdo		**En desacuerdo**		**De acuerdo**		**Muy de acuerdo**		**NS/NC**	

Puntúe las siguientes preguntas de 1 al 10:
¿Cuál es su nivel de satisfacción con el sistema de telemonitorización?

¿Recomendaría a un familiar/amigo, si lo necesita, este sistema?

Anexo 17. Ítems y dimensiones del modelo TAM modificado.

Utilidad percibida.
UP 1. La utilización de la TELEMEDICINA en mi trabajo me permitiría completar las tareas de una forma más rápida.
UP 2. La utilización de la TELEMEDICINA mejoraría mi rendimiento en el trabajo.
UP 3. La utilización de la TELEMEDICINA en mi trabajo incrementaría mi productividad.
UP 4. La utilización de la TELEMEDICINA mejoraría mi efectividad en el trabajo.
UP 5. La utilización de la TELEMEDICINA haría que la realización de mi trabajo fuese más fácil.
UP 6. Encontraría útil la TELEMEDICINA en mi trabajo.

Facilidad de uso percibida.
FUP 1. Aprender a trabajar con la TELEMEDICINA sería sencillo para mí.
FUP 2. Me sería fácil lograr que la TELEMEDICINA hiciese lo que quiero que haga.
FUP 3. Mi interacción con la TELEMEDICINA sería clara y comprensible.
FUP 4. Encontraría la TELEMEDICINA flexible para poder interactuar con ella.
FUP 5. Sería fácil para mí llegar a ser competente en la utilización de la TELEMEDICINA.
FUP 6. La TELEMEDICINA me resultaría fácil de utilizar.

Intención de uso.
IU1. Tengo la intención de utilizar la TELEMEDICINA cuando esté disponible en mi centro.
IU2. Tengo la intención de utilizar la TELEMEDICINA cuando sea necesario para proveer servicios de salud a mis pacientes.
IU3. Tengo la intención de emplear la TELEMEDICINA de modo rutinario con mis pacientes.

Anexo 18. Estudio coste-efectividad del programa PROMETE.

1. Análisis descriptivo.

Se ha realizado un análisis que describe la distribución de la población de los dos grupos según todas las variables de la base de datos (e.g., edad, sexo, IMC,..). Para describir las variables, cuando son categóricas se ha utilizado la proporción. Cuando son continuas, si la distribución es normal se ha utilizado la media como estadístico de centralización y la desviación estándar como estadístico de dispersión. Si la distribución no es normal, se ha utilizado la mediana y percentiles. Se ha utilizado la prueba de Kolmogorov-Smirnov como prueba de normalidad.

2. Análisis de asociación.

Para evaluar si los dos grupos (TMD y PCH) son comparables, se ha explorado la asociación entre el grupo y las variables disponibles. Para evaluar si las asociaciones son o no estadísticamente significativas se han utilizado las pruebas y/o tests estadísticos apropiados de acuerdo a las características de las variables analizadas. Es decir, para variables cuantitativas, la prueba *t* de *Student* para variables con distribución normal y la prueba *U* de *Mann-Whitney* para variables con distribución no normal. Para variables categóricas, la prueba chi-cuadrado de Pearson, y cuando no es adecuada, se ha utilizado el estadístico exacto de Fisher.

3. Análisis de resultados.

a. Efectividad.

Las variables de efectividad que se han considerado son: número de ingresos por paciente, número de agudizaciones por paciente, proporción de pacientes que sufren al menos una agudización y proporción de pacientes que mueren durante el estudio.

b. Utilidad.

Se han calculado los años de vida ajustados por calidad de vida (AVACs) para cada paciente. Para ello, se ha calculado la tarifa del cuestionario EuroQoL-5D (EQ-5D) al inicio y al final del estudio. Los AVACs se han calculado por el método del área bajo la curva. También se han obtenido los AVACs con los valores del termómetro del EQ-5D al inicio y al final del estudio. Para los pacientes que fallecen durante el estudio, el valor del termómetro y la tarifa del EQ-5D final del estudio son cero. La fecha asignada para poder calcular el periodo de seguimiento es la fecha del último registro realizado.

c. Beneficio.

El beneficio se ha calculado como el ahorro de costes hospitalarios en el grupo TMD con respecto al PCH.

4. Análisis de costes.

Se han asignado los costes del uso de los recursos de cada paciente individual.

Los costes que se han considerado en el análisis son los costes de telemonitorización y los costes de consumo de recursos hospitalarios.

Dentro de los costes de monitorización se han considerado costes fijos para todos los pacientes (equipos, software, *installation & training, Hosting* y costes del investigador principal). Se considera que los equipos, el software e *installation & training* se amortizan en 4 años. También se han considerado costes variables para cada paciente (coste personal de visitas a domicilio y coste personal del *call center*: llamadas a paciente, llamadas a servicio técnico y llamadas a HULP).

Entre los costes de consumo de recursos hospitalarios, se han considerado los costes de ingreso hospitalario según GDR., de visitas a urgencias hospitalarias y de observación.

Para calcular los costes, se ha multiplicado las unidades de recursos consumidas por el coste unitario de cada recurso en la Comunidad de Madrid.

5. Análisis de efectividad.

a. Coste-efectividad.

En el análisis de coste se observó que con la estrategia TMD disminuyen los costes y en el análisis de efectividad que se evitan ingresos hospitalarios y número de agudizaciones con respecto a PCH. Por lo tanto, la TDM es una estrategia dominante y no tiene sentido calcular el ratio de coste efectividad incremental (RCEI) como el cociente entre el coste incremental (diferencia de costes) y la efectividad incremental (diferencia de efectividad).

Se ha realizado un análisis de sensibilidad determinista mediante la construcción de tres escenarios (basal, más favorable y menos favorable) utilizando los intervalos de confianza al 95% (IC) de los costes y de las variables de efectividad. En el escenario basal se han considerado los valores medios de costes y efectividad. En el escenario más favorable, los estimadores más favorables de los costes y de las variables de efectividad.

En el escenario menos favorable, los estimadores menos favorables de los costes y de las variables de efectividad.

En el escenario más favorable, la TMD es una estrategia dominante. En el escenario menos favorable, la TMD es una estrategia dominada, ya que se incrementan los costes y los ingresos hospitalarios y número de agudizaciones con respecto a PCH. Resultados similares se obtiene cuando se utiliza la proporción de pacientes que mueren como variable de efectividad.

Considerando la proporción de pacientes que sufren al menos una agudización como variable de efectividad, la TMD es una estrategia dominante en los escenarios basal y más favorable. Sin embargo, en el escenario menos favorable, se consigue que disminuya la proporción de pacientes con un incremento de los costes. En este escenario, se ha calculado el RCEI, cuyo valor es 57.927 euros, que es el coste de evitar que un paciente sufra al menos una agudización durante el periodo del estudio.

b. Coste-utilidad.

En el análisis de coste utilidad se han incluido únicamente los pacientes para los que existen datos de utilidad.

En los escenarios basal y más favorable, la TMD es una estrategia dominante, ya que se disminuyen los costes y se incrementan los AVACs ganados con respecto a PCH. En el escenario menos favorable, con la TMD con respecto a PCH se disminuyen los costes y se ganan menos AVACs. EL RCEI utilizando la tarifa del EQ-5D es 32.149 euros, que es el ahorro que se produce por AVAC que se pierde. EL RCEI utilizando el termómetro del EQ-5D es 36.456 euros, que es el ahorro que se produce por AVAC que se pierde.

c. Coste-beneficio.

Se ha realizado un análisis de coste-beneficio por cociente. Se ha calculado como un cociente en el que el numerador es el ahorro producido en los costes médicos y el denominador los costes de telemonitorización. Se ha realizado un análisis de sensibilidad determinista mediante la construcción de tres escenarios (basal, más favorable y menos favorable) utilizando IC de los costes médicos y de telemonitorización. En el escenario basal se han considerado los valores medios de los costes. En el escenario más favorable, los estimadores más favorables de los costes. En el escenario menos favorable los estimadores menos favorables de los costes.

En el escenario basal, por cada euro que se invierte en TMD se produce un ahorro de 1,34 euros en costes hospitalarios. En el escenario más favorable, por cada euro que se invierte en TMD se produce un ahorro de 3,21 euros en costes hospitalarios. En el escenario menos favorable, por cada euro que se invierte en TMD se produce un incremento de 0,39 euros en costes hospitalarios.

FSC
www.fsc.org
MIX
Papier | Fördert gute Waldnutzung
FSC® C083411

Kolibri 360 GmbH
Ferdinand-Jühlke-Straße 7
99095 Erfurt, Deutschland
produktsicherheit@kolibri360.de

Druck:
CPI Druckdienstleistungen GmbH
im Auftrag der
Kolibri 360 GmbH
Ferdinand-Jühlke-Str. 7
99095 Erfurt